医宗金鉴

四诊心法要诀

白话解

第 2 版

何 任 郑红斌 何若苹 编

人民卫生出版社

图书在版编目（CIP）数据

医宗金鉴·四诊心法要诀白话解/何任等编.—2版.—北京：
人民卫生出版社,2004.4
ISBN 978－7－117－06007－3

Ⅰ.医… Ⅱ.何… Ⅲ.诊法－中国－清代 Ⅳ.R241.2

中国版本图书馆 CIP 数据核字（2004）第 019870 号

| 人卫社官网 | www. pmph. com | 出版物查询，在线购书 |
| 人卫医学网 | www. ipmph. com | 医学考试辅导，医学数据库服务，医学教育资源，大众健康资讯 |

医宗金鉴·四诊心法要诀白话解
第 2 版

编　　者：何　任　郑红斌　何若苹
出版发行：人民卫生出版社（中继线 010-59780011）
地　　址：北京市朝阳区潘家园南里 19 号
邮　　编：100021
E - mail：pmph @ pmph. com
购书热线：010-59787592　010-59787584　010-65264830
印　　刷：北京铭成印刷有限公司
经　　销：新华书店
开　　本：850×1168　1/32　　印张：5.25
字　　数：106 千字
版　　次：1965 年 9 月第 1 版　2024 年 12 月第 2 版第 21 次印刷
标准书号：ISBN 978－7－117－06007－3/R·6008
定　　价：9.00 元

打击盗版举报电话：010-59787491　E-mail：WQ @ pmph. com
（凡属印装质量问题请与本社市场营销中心联系退换）

修 订 说 明

《医宗金鉴》是清政府组织编纂的一部大型医学丛书,于乾隆七年(公元1742年)由武英殿修书处刊行于世,自此以后历乾、嘉、道、咸、同五朝一直为习医者必读之书,也是清代广为流传的医学教科书。此书为御纂之书,系太医院判吴谦禀皇命,主持召集当时的著名医家所编写的,可以说汇聚了那时医学发展的最高学术成就,成为中医学发展史上具有划时代意义的里程碑。

《四诊心法要诀》是《医宗金鉴》中的一部分。书中精选医经中有关望、闻、问、切的诊法内容,并收录《四言脉诀》而成,是一本用通俗的语言阐发中医诊断学方法原理的普及读物,曾作为官方钦定的必修课目进行教习,深受广大学习研究中医药学者所喜爱,其影响广大深远,近代以来更为广大中医爱好者所喜爱。它将《内经》等古典医著中有关四诊的内容,采用简洁明白、朗朗上口的四言口诀形式进行总结阐发,一方面便利于初学者读书记忆,再一方面有利于师承中的传授讲解,这是古人在经典著作普及推广工作方面的成功经验,也是本书特色之一。通过这一形式的利用,消除了初学者对经典著作阅读中的畏难情绪,使读者能有重点地掌握中医四诊精髓,提高学习效率。

本书对于四诊内容的选取也颇为全面精当。中医诊法自《内经》以后，凡论诊病无不言及四诊，而望、闻、问、切内容既多且繁，在这浩繁的资料中要选取诊法要义并切用于临证者，实非易事。本书作者独具慧眼选取出于临证较有实用的诊法内容，确实是非有深厚的功底与大量的实践经验不可。从作者选取内容所涵盖的范围来看，望诊中除五色以外，又有望眼神、望形态、望体质，五色诊中又有单色、错色、五脏色、目色等；闻诊中有宫商角徵羽五音辨证、好言失言神旺神失辨证；还有闻诊中五臭喜好、五味嗜欲、朝夕病况、寒热饮食、胸腹二便等；切诊中除了寸口脉 28 种之外，并有尺肤诊法、虚里诊法、三部九候诊法等内容。同时还十分强调四诊合参，全面诊察的重要性，告诫医生要认真诊察，体恤病人的心情、病情，做好医患结合，重视医德。反映了作者广博的知识与认真务实的态度，对后人做习学问以及行医问病等，都有较多启发。

　　本书特点还突出地体现在对于传统中医学术的传承与发扬方面。由于作者是在深入研习古典著作的基础上所作的阐发与普及，对于传统四诊方法及辨证内容的继承，基本上保留了传统经典的精华，有时甚至对于所列举的比喻也依旧照搬，突出体现在面色望诊与切脉诊断等方面。如对面色的青赤黄白黑的比喻"青如苍璧，不欲如蓝。赤白裹朱，怀赭死原。黑重漆焰，白羽枯盐。雄黄罗裹，黄土终难。"是对《素问·脉要精微论》的原文缩写。对于切诊的"凡诊病脉，平旦为准，虚静宁神，调息细审"以及"闻以太息""三至为迟""六至为数"等论述也是《素问》"诊法常以平旦"及呼吸调息思想等论述的翻译,故而传承了大量中医诊法理论的学术精华及具体方法。此外在继承的同时也注意对传统中医诊法理论的发挥,这更多地体现了作者把握诊法要诀的能力,以简洁明白的语言传递诊法的精髓。如望面色要点中有关五色神的把握,作者以"气"的概念来阐释五色之神的表现,并对其具体的表现作了说明,指出:"色见皮外,气含皮中。内光外泽,气色相融",顿使读者有明白晓畅之感,给后学以启迪。如此种种,不胜枚举。

为了进一步推广普及中医学术,也为了西医学习中医的需要,解放后于1961年由浙江中医学院院前院长何任教授将《四诊心法要诀》分为十二篇,以"译注"形式,对原文作了必要的阐述,并在《浙江医学》杂志上分期发表,并于1965年由人民卫生出版社出版白话解本。白话本的问世,为普及中医诊法,推广中医学术作了大量的工作,也为本书的通俗化及普及化奠定了基础,为中医诊断学术的发展做出了较大贡献。该书于1982年进行过一次修订。

本次修订是在第2版的基础上,由浙江中医学院副院长、博士生导师范永昇教授牵头组织,具体工作由浙江中医学院郑红斌教授和何若苹主任医师负责,按人民卫生出版社制订的统一体例进行。全书分【原文】、【提要】、【注释】、【白话解】及【按语】五部分内容。其中【原文】部分系摘取《医宗金鉴·四诊心法要诀》原文分段编写而成;【提要】部分系按条文内容逐条补入,简明准确地概括歌诀原文大意;【注释】部分则对歌诀原文中难解的字、词、术语加以注释,并对难读字进行注音,部分在白话解及按语中能明确说明含义者,则不出注;【白话解】部分以直译原文为主要方法,部分难以语译者,则结合上下文义进行意译,原则上以信、达、雅为目标,尽可能做到通晓流畅,易懂易读。【按语】部分基本上保留了原书【译注】的主要内容,在病机分析、医理发挥、思路探求及临床意义探讨的同时,结合现代学术发展进行了补充。

本次修订工作一方面是顺应中医学术发展的潮流,满足开展中医药普及工作的要求,再一方面也是传承中医四诊辨证方法,抢救名老中医学术经验的需要。修订的出发点是想通过本次的修订工作使原书锦上添花,更臻完美。由于笔者学识修养所限,尽管意在尽心尽力,追求完美,然而最终的结果恐难尽如所愿,错误瑕疵之处肯定不少,敬希读者予以谅宥指正。

编　者

2003 年 8 月

1 版 前 言

　　《四诊心法要诀》是《医宗金鉴》一书中的一部分内容，主要讲的是在临床上如何应用望、闻、问、切四种诊断方法。原文采用四言歌诀，叙述比较简括，便于初学的人诵记；每节后又有"注"，基本上阐明了原歌诀的意义，这是原书的一个特点。但是由于原文歌诀和注都是用文言写成，对一般初学中医的读者来说，阅读时并不是没有困难的。1961 年初，笔者为了使西医学习中医的同志便于阅读，曾将《四诊心法要诀》分为十二篇，用"释义"形式，将原文作了必要的阐述，在《浙江医学》杂志上分期发表。这本《四诊心法要诀白话解》，它的对象是以初学中医诊断的读者为主，文字上更要通俗些，因此就在《四诊心法要诀》释义的基础上，全部加以改写，尽量容纳原注的意义，并且补充了现在中医临床上习用的而原书中却没有提到的诊断方法。

　　我们学习前人的知识，为的是古为今用，不能毫无取舍地崇古泥古。所以对原书中某些理论上推理与实际结合不上或没有临床参考价值的内容作了删节；某些尚有待于进一步研究讨论的内容，则在译注里作了必要的说明。但由于笔者水平所限，时间比较匆促，一定会有很多解释不妥当甚至错误的地方，希望读者指正。

何　任
1981 年 6 月

目　　录

医宗金鉴四诊
心法要诀(原书卷次三十四)

四诊心法要诀上

【原文】 望以目察,闻以耳占[1],问以言审,切以指参,明斯诊道[2],识病根源,能合色脉[3],可以万全。

【提要】 阐明中医四诊方法应用及四诊合参原则。

【注释】 [1]闻以耳占:占,候,视。指医生以耳听察病情,包括以鼻闻气味等。

[2]明斯诊道:明白掌握这一诊断方法。

[3]能合色脉:色,望色;脉,切脉。这里指四诊合参,综合运用四诊方法。

【白话解】 望诊是通过医生眼睛来诊察病情的方法,闻诊是通过医生耳朵来辨听病人声音及用鼻来嗅气味来诊察病情的方法,问诊是通过医生询问病情来诊察病情的方法,切诊是医生用手指诊脉及触按皮肤体表等来诊察病情的方法。如能掌握应用好这些诊断手段,正确辨别疾病产生的原因,并重视四诊合参,就可以很好地辨证诊断疾病。

【按语】 望诊,就是通过医生的眼对病人显示的体态、神色、舌象等进行观察。病人面部的异常色彩,叫做病色;根据病色,可以测知内脏的病情变化。如五色诊

1

法,是按照五行的规律,用木、火、土、金、水来代表五色的属性,用以说明病证变化关系:"肝病色青,心病色赤,脾病色黄,肺病色白,肾病色黑"。

闻诊,就是通过医生的耳来辨别病人声音的正常与病变以了解病情的一种方法。古代的闻诊,主要以五音的相应与不相应,以辨别五脏的病变。所谓五音,就是:宫、商、角、徵(zhǐ,读止)、羽。以五音配合五脏,如肝木,在音为角;心火,在音为徵;脾土,在音为宫;肺金,在音为商;肾水,在音为羽。五脏都有各自的正音,这是正常的现象。如脾土在音为宫,正常的发音,自喉而出,声音长大而调和,有沉洪雄厚的尾声,这就是宫的正音;若是病人在发音里失却了这种正音,就是病态。这种耳听五音的古代诊断方法,目前临床上已少有人应用,可作为一种基础理论与古典诊法来理解,这里只是提出一个大概罢了。

问诊,就是通过医生和病人的谈话问答,以了解疾病的经过和病人自觉的痛苦和感受。自然界有风、暑、湿、燥、寒、火六气存在,在正常的情况下,由于人能很好地适应它,因此,反过来对人体五脏起一种资生作用。但是超过了正常情况的五气,也会引起人体五脏病害,往往会反映出各种症状来,如反映心的噫气,反映肺的咳嗽,反映肾的欠伸等等。这种由于五气所致的五脏病证,古人称它为五病。同时根据古人的体会,人的五脏对环境和饮食中的五臭(亦称五气,即臊、焦、香、腥、腐)和五味(苦、酸、甘、辛、咸)都有"所主",也就是各自的分管,这往往从病人对某些气、味的独特喜爱和不喜爱反映出来。医生通过和病人的语言问答,以了解病人的五病,并推测五脏的偏胜情况,从而诊断所生的是什么疾病。

切诊，是医生以手指切按病人的脉搏和身体其他部位（主要是切脉）来辨别脉象以诊察疾病。五脏各有它的主要脉象，叫做五脉（即肝脉弦，心脉钩，脾脉代，肺脉毛，肾脉石），医生根据脉搏的正常和变化，可以了解病人脏腑情况。

以上是古代医生望、闻、问、切四诊的大体内容。自古到今由于医疗实践内容的不断丰富，现在进行四诊，比前人又有更多的方法。在望诊方面，不仅望神色，还望形体，望动态，并且望舌，看舌质和舌苔，也对头、面、眼、目、鼻、耳、唇、口齿和四肢、皮肤的形态色泽和排泄物进行观察。闻诊方面，不只是局限在古人的识别五音，而是在辨别正常的声音之外，还对病变的声音，从语言、呼吸、咳嗽、呕吐、呃逆、嗳气、呻吟、叹息、喷嚏等加以分辨。另外，还利用医生的嗅觉，从病人的口气、汗气、鼻息、身气乃至于病室的气味中加以测察病情。问诊方面，向病人或家属询问一般情况，问生活习惯，问家属病史，问既往病史，从起病到现在症状都要问清楚，特别是对现在症的探问，更应该仔细问明。如问寒热，问汗，问头身感觉，问大小便，问饮食口味，问胸腹感觉，问耳眼，问睡眠。对妇女还要问月经胎产情况。对小儿还得问种痘出麻、断乳迟早以及是否受到过惊恐等等。切诊方面，诊脉除掌握二十八脉（浮、沉、迟、数、虚、实、滑、涩、长、短、洪、微、紧、缓、弦、芤、革、牢、濡、弱、散、细、伏、动、促、结、代、疾）的主病及其相兼脉象的主病外，并从寸、关、尺三部来分辨脏腑。除了切脉，对切按肌肤、手足、胸腹、额部等，也都是现在切诊中时常配合运用的方法。

　　明白了上述的诊断方法,临床时综合望、闻、问、切四诊,结合内外环境和时间、条件等,就能做出较为正确的诊断结论。前代医生掌握疾病强调"四德"(即天时气候、人事环境、脏腑盛衰、神色脉象),也就是说诊断疾病,必须明确从整体出发。因而必须审察内外,四诊合参;既注意诊察脉息,又观察神色形态,参合声息和病家主诉,辨别脏腑表里的虚实强弱,结合时地情况,互相参照,加以分析,然后才能对病情的发展趋势、预后吉凶,做出正确的诊断。如果单凭一方面的了解,或是将望、闻、问、切四者割裂,孤立运用,都不能掌握全面,更难辨别病情的异同。

　　【原文】　五行五色,青赤黄白,黑复生青,如环常德[1]。

　　【提要】　阐明五色配五行的原理及正常五色相生关系。

　　【注释】　[1]如环常德:环,循环无尽。这里指五色相生如圆环一样没有穷尽之时。

　　【白话解】　青赤黄白黑五色配合五行,分属于木、火、土、金、水,五行依次相生,水能生木,黑复生青,就像圆环一样,循环往复,无有穷尽。

　　【按语】　望诊中五色诊的主要原则,就是以五行学说来说明五脏配合五色,从人体主要是颜面五色上的反映来辨析五脏的正常功能和异常病变。

　　五行就是木行、火行、土行、金行、水行,五行学说是古人通过对自然界事物变化的长期观察所概括出来的理论。古人认为自然界一切事物之间有着密切的联系和影响,就以常见的五种具体物质木、火、土、金、水的相互资生、相互制约的关系作为说理工具,形成了五行学说。中医则用以认识和概括说明人体一切生理现象和病理变化、人体与外在环境等复杂的关系。按病人面部所出现的青、赤、黄、白、黑五种色泽,可以测知内在的肝、心、脾、肺、肾等五脏的病变情况;以五脏配合五行、五色的关系,可以通过五行的相生、相克来了解脏腑病变的相互关系。不仅如此,而且还可以联系到五时、五脉等情况,进而探究其错综复杂的变化(见表1)。

表1:五行五脏五时五色五脉相合

五行	五色	五脏	五时	五脉
木	青	肝	春	弦
火	赤	心	夏	洪(钩)
土	黄	脾	长夏	缓(代)
金	白	肺	秋	浮(毛)
水	黑	肾	冬	沉(石)

【原文】 变色大要,生克顺逆。青赤兼化[1],赤黄合一,黄白淡黄,黑青深碧,白黑淡黑;白青浅碧,赤白化红,青黄变绿,黑赤紫成,黑黄黧[2]立。

【提要】 阐明五色相生相克及其五色变化的主病顺逆。

【注释】 [1]青赤兼化:兼,兼备,兼合。青色与赤色相兼混合而表现于面部,属五行相生表现,病主顺。

[2]黧,lí,音梨,黑而无光泽。

【白话解】 望面色的关键在于把握五色变化中的多种相兼混合表现及其主病预后吉凶情况。凡青与赤相合而见面色红润中略带青色,赤与黄相合而见红中兼黄,黄与白相合而见淡黄之色,黑与青相合而出现深碧之色,白与黑相兼而见淡黑之色者,皆属有神之色,病属顺态,预后良好;若见白青相杂而见浅碧之色,赤白相合而见红色,青黄相杂而见绿色,黑赤相合而见紫色,以及黑黄相合而见黑无光泽之表现者,均属无神之色,表示病情危重,预后不良。

【按语】 五脏化生五色,是根据五行学说而来的,如青属肝木化生之色,赤属心火化生之色,黄属脾土化生之色,白属肺金化生之色,黑属肾水化生之色,这都属于五行所化的正常之色,同时也是正病的正色。五色的表现,以鲜明、浅润、光泽、内含(即不露)为好;以暗晦、沉滞、枯槁、外露为不好。特别是色的润泽与枯槁,乃是五脏神气及胃气盛衰情况的反映,是辨别五色善恶的要点。

五脏虽有正色,但在患病时,病色与脏色还有相顺相逆的分别,这就是变色。变色就是五色兼合之色,可以根据它的表现来推测病情的生克顺逆,其中相生的变色叫顺色,相克的变色叫逆色。五色的相兼合化,原是不计其数的,但变色大体纲要,可举出五项相生的顺色(见表2)与五项相克的逆色(见表3)。

表2:相生变色(病属顺)

合化(同化)	变色
青(木)赤(火)	红而兼青
赤(火)黄(土)	红而兼黄
黄(土)白(金)	黄而兼白(淡黄之色)
白(金)黑(水)	黑而兼白(淡黑之色)
黑(水)青(木)	黑而兼青(深碧之色)

表3:相克变色(病属逆)

兼化	变色
白(金)青(木)	青而兼白(浅碧之色)
赤(火)白(金)	白而兼赤之红色
青(木)黄(土)	青而兼黄之绿色
黑(水)赤(火)	黑而兼赤之紫色
黄(土)黑(水)	黄而兼黑之黧色

按表2、3来说,相生就是吉,相克就是凶。但吉中亦有小逆大顺,凶中亦有大逆小顺,这些都要根据五行的制化乘侮规律来衡量,这是中医五色诊的诊法原理。

在临床诊断时,根据这种生克顺逆的变化,可以推知五脏主病和兼病,同时疾病的善恶吉凶变化也能够大致推测出来。例如:肝病见青色为相应,是疾病的正常现象,若见黑色或赤色,则除了肝的主病外,可能还有肾或心的兼病,是不相应中的相生之色,属顺证,一般证情属吉;若见黄色或白色,则肝的主病外,可能有脾或肺的兼病,是不相应中的相克之色,属逆证,一般证情属凶。其余各脏也仿此类推。但是这种主病兼病生克顺逆的推断方法,在实际临床运用时,仅可作为四诊合参中的一种参考,不能孤立地依靠望色一法,否则就会得出片面的诊断。

【原文】 天有五气,食[1]人入鼻,藏于五脏,上华面颐[2]。肝青心赤,脾藏[3]色黄,肺白肾黑,五脏之常。

【提要】 论述五色与五脏关系及其正常五脏主色。

— 7 —

【注释】 [1]食:sì 音伺。供给,供养。

[2]颐:yí 音移。口角后腮下部位。

[3]藏:通"脏"。

【白话解】 自然界有风、暑、湿、燥、寒五气,通过呼吸内入五脏,营养机体。五脏精气通过色彩反映于面部,表现为肝青、心赤、脾黄、肺白、肾黑,这就是五脏正常的面色表现。

【按语】 五脏无病的人,应该具有正常的色泽。《素问·六节藏象论》说:"天食(食,在这里是作五气对人体五脏起的资生作用解,也就是供养的意思)人以五气,地食人以五味。五气入鼻,藏于心肺,上使五色修明,声音能彰;五味入口,藏于肠胃,味有所藏,以养五气,气和而生,津液相成,神乃自生。"意思是说,天是供养人以五气的(如风气入肝,暑气入心,湿气入脾,燥气入肺,寒气入肾);地是供养人以五味的(如酸味入肝,苦味入心,甘味入脾,辛味入肺,咸味入肾)。天之五气是由鼻进入人体而藏于心肺,人受五气以后,由于心主血脉,因而上荣于面部而使五色明润;肺主声音,而使声音彰著。地之五味,是由口进入人体而藏于胃肠,经过消化,输布体内以养五脏之气,五脏之气得养,则气血和平而起滋养作用,津液得以生成,与脏气结合,神气也就发生了。按照《素问》这种道理,从人与自然界的关系来看,五脏之所以各主其色,是离不开外界自然环境的影响的。正是由于五气藏于人的五脏,结合了饮食精气,才能酿成为五脏各自所主的色泽,向上反映在颜面上。肝色青,心色赤,脾色黄,肺色白,肾色黑,都是根据自然五气的供养,结合饮食五味通过五脏的精蕴而显示于颜面的现象,因而是五脏的正常色泽。

【原文】 脏色为主,时色为客。春青夏赤,秋白冬黑,长夏四季[1],色黄常则[2]。客胜主善,主胜客恶。

【提要】 阐明主客色的表现及相胜预后的诊断。

【注释】 [1]四季:脾不主时而寄于四季之末各十八日,这里主要指四季之末。

[2]常则:通常情况下的一般规律。

【白话解】 五脏正色叫做主色,四时面色叫做客色。客色的表现分别是春青、夏赤、秋白、冬黑,而长夏及四季之末,一般情况下都偏带黄色。若面色表现为以时色为主而脏色为次时,一般病情预后较好;若主色表现胜过了时色表现,则病情预后多为不好。

【按语】 人与自然有密切的关系,由于四时气候不同,就会出现不同的面色,这称为客色(又叫时色)。客色是随着四时变化出现的。因为春气通肝,其色当青;夏气通心,其色当赤;秋气通肺,其色当白;冬气通肾,其色当黑;长夏四季之气通脾,其色当黄,这是四时的常色。至于主色,就是五脏原来的正色(又叫脏色),根据人的形质的不同(即所谓五彩之人),各有它一定特征,如火形之人,面色一般是微红而鲜明;木形之人,面色一般微青而光润等。但不论何形之人,都以黄为正色,按形的不同,仅是黄中微微带赤而鲜明,黄中微微带青而润泽等等而已。

由于主色是脏气所生,客色是岁气影响人体的变化,所以岁时不同,人的脏气应该随着时令发生一定的感应和变化。如平时是黄润的面色,到春天就稍稍带青,到夏天就稍稍带红等。这都说明人的脏气应随着四季时令感应变化,这是正常的现象,因此说"客胜主善",就是说明岁气胜人气是顺的。否则,如果脏气并不随当

— 9 —

令时气而转变,原来黄润的面色,到春天并不随时令而稍稍转青却出现了白色;或者应当赤反而黑,应当白反而赤,应当黑反而黄,应当黄反而青等,都是不正常的现象,因此说"主胜客恶",就是说明人气胜岁气是逆的。所以,凡是在诊断疾病时,要观察辨别病色,必先注意常色,主色、客色都属于正常的颜色,不是病色。假如出现主客色变化规律以外的异常颜色,而又不像是由于饮食、劳倦、情志等所影响,那么就是病色了。

【原文】 色脉相合,青弦赤洪,黄缓白浮,黑沉乃平。已见其色,不得其脉,得克则死,得生则生。

【提要】 阐明五色望诊与切脉相结合的诊断方法及其根据五行生克进行预后的判断。

【白话解】 望色诊断还要与切脉相结合进行病情判断,面青脉弦,色黄脉缓,色赤脉洪,色黑脉沉,表明色与脉相符,是一种病情变化表现于面部色泽与脉搏的正常反映。如生病之人,已见面色改变,而脉象的表现却不与面色相一致,出现色脉不相符合的情况,则要根据五行相生与相克规律来加以判断,凡是色脉相克者预后不好,而色脉相生者则预后良好。

【按语】 望色和诊脉有相合相应和相反不相应两种情况,这种色脉的相合和相反,往往关系到疾病预后的吉凶。一般说来,色与脉应该相应,这是正常现象;不相应就是病态。在不相应之中,又有生克顺逆之分。

古代诊断的望色,是以病人出现的青、黄、赤、白、黑五色,配合五脏,按五行生克关系,还要联系到五时、五脉,探究其错综复杂的变化。根据色脉相参,凡病人面色青,脉象弦;面色赤,脉象洪;面色黄,脉象缓;面色白,脉象浮;面色黑,脉象沉,在配合五时的情况下出现的,都属色脉相合,是无病的常态。但也有在患病的时候即不与五时相合的情况下出现的,例如肝病面现青色,出现弦脉,则属病患中的正常现象,即所谓有此证现此脉见此色,是合乎规律的。然而也有色脉不相应的,例如病人已现青色,但脉象并不见弦,当出现这种色脉相反的情况,就是明显的病象了。这时还要看它出现的是什么脉象,比如出现浮脉,这个浮脉就称为"克色之脉",按五行学说属金克木,那么这个病就是逆证,比较凶险;若是出现沉脉,这个沉脉就称为"生色之脉",按照五行学说属水生木,那么这个病就是顺证,比较容易痊愈。其他各色各脉的相应与否,也以此类推。在临床具体掌握和运用上,既要恰当又要灵活。因为五脉有微露的,也有甚显的;五色有浅薄的,也有深沉的;而色脉的相应也有恰如其分的,也有太过和不及的。这就概括了常态和病态,而病态当中又有顺逆的差异。

总的说来,凡是诊断五脏病色,首先要诊察它的五脏病证、五脏脉象。证、色、脉相合,就是正常的病况。若是证、色、脉不相合,就可以五行生克来辨别它的顺逆,相生为顺,相克为逆。除此之外,若单以脉与时的关系来说,总的应该是"脉待时而至",就是春弦、夏洪、长夏缓、秋浮、冬沉。但春季刚到时,也往往还会带着冬脉的沉象;夏季刚到时,也往往还会带着春脉的弦象;秋季刚到时,也会带着夏季的洪数之象;冬季刚到时,也往往会带着秋脉的浮涩之象等。这是因为五脏有它的内在联系和相互贯通的地方,当时令季节刚转变的时候,往往"母气未绝"(时令的春、夏、长夏、秋、冬,配合五行的木、火、土、金、水。这里是指从春木、夏火、长夏土、秋金、冬水五者顺序而下时,其间包括着母子的相生关系和脏气时气的贯穿适应现象。比如夏火的时令刚到时,而春木的母气还没有立即消失和断绝),因而会出现这种脉象;否则就是时气脏气闭塞的现象,古人称这种现象为"四塞"。当然这种春见沉脉,夏见弦脉,并不是很显著的,如果十分显著也是病态。我们在理解色脉相合诊断的同时,还应该明确这一点。

【原文】 新病脉夺[1],其色不夺;久病色夺[2],其脉不夺。新病易已,色脉不夺;久病难治,色脉俱夺。

【提要】 阐明新病、久病的色脉表现与预后判断。

【注释】 [1]脉夺:是指的脉微小无力的现象。

[2]色夺:是指的面色清瘦少神没有光泽的现象。

【白话解】 脉象出现微小无力的现象而面色仍是光明润泽者,表明是新病;反之若脉象没有改变而面色出现晦暗少神的表现时,则表明病变已久。凡色脉表现有神之新病之人,治疗较易,预后较好;反之若见色脉俱夺,神气受损之久病患者,治疗较难,预后也较差。

【按语】 新病患者,因其得病不久,正气骤然受到邪气的侵袭,在脉象上就会反映出似乎微小无力的表现,同时也由于新病受邪不久,证属初起,神气并未衰减,因而在面色上还看不出清瘦少神没有光泽的现象。古代医家曾经说过:"气乏而神犹强",新病所以出现脉夺而色不夺,正是这个道理。若是久病,受邪时间较长,神已渐衰,因此面色少神,也没有光泽了。但是病虽久,既不进深,又迁延不愈,因此脉象也老是保持在原状。

这就是久病色夺而脉不夺的道理。

如果新病而脉象、面色都没有被夺去的现象，即脉来有神而面有光泽，这种新病预后是较好的，也是较容易治愈的。因为这是邪气既不盛，正气也不衰的表现，反映了"神与气俱强"的情况。反之，如果久病而脉象、面色都出现夺的现象，这种久病，预后是不好的，也比较难以治愈。因为这是正气已衰而邪气旺盛的表现，反映出"神与气俱衰"的现象。

我们在具体体验上述理论的时候，应该灵活掌握，不宜机械套用，总之以神色为主。中医强调神色，是总括了精、神、气、色，这与疾病的性质、轻重及病人身体的强弱，都有较大的联系。举例来说：我们见到骤感外邪的新病（如温病），患者面色昏壅滞浊，或是见到久病（虚劳）患者清瘦少神，一般应看做是正常的病色。相反，如果温病初起，出现面色青白少神，或是虚劳甚久出现面色鲜泽，就是不正常的病色，预后不良。凡新久病患，在病人脏腑、神色之间总有偏胜盈虚的情况，由于病人和病程的不同，在脉和色上都会相应地反映出来。总之，神色是一项极其重要的辨证依据。面色有神，虽有病患，一般并不严重。以脉来说，脉应有力，就是说在和缓柔软中的有力，既不像弦劲那样的太过，也不像微弱那样的不及。古代医生所说的"脉贵有神"也就是这种意思。疾病出现有神的脉，说明胃气存在，预后比较良好。

【原文】　色见皮外，气含皮中，内光外泽，气色相融。有色无气，不病命倾；有气无色，虽困不凶。

【提要】　阐明望色、察神的重要性。

— **13** —

【白话解】 面色表现于皮肤,而神气内含于其中,所以正常的面色应是明润光泽,气色隐隐。如见颜色暴露而无光泽,即使暂时无病,也已危险之极;而如面色虽有改变而神气光明润泽,则即使有病,仍属预后良好之象。

【按语】 五色是显露在皮表外面的,五气(这里指的是五色之气,即青气、黄气、赤气、白气、黑气,不是"天食人以五气"的五气),是隐约含藏在皮表之中的。在正常情况下,皮外有五色,皮内有隐隐约约润泽而不浮光油亮的五色之气从皮肤纹理之间透映出来,说明"气色并至",是相生的无病容貌。若是皮外见五色,而皮内没有五色之气隐约透露,这说明"有色无气",是不正常的病色,而且多数是危险的疾病。

神色是总括了精神与气色,人的精神状态和面部气色,显示着人身整体的强弱和疾病的轻重,颜面上的色,是脏腑精华的反映,而色又是随着气上华于面的,可见神色与气是有密切联系的。但是两者又有一定的区分,显露在皮外的是五色,隐含在皮中的是五气,并且内气、外色又是十分和融的。

面部外表上显示了正常色泽,明润而有生气,这是正常健康的人。若是外面出现五脏偏胜的五色,但是失神呆滞,这种色至气不至的有色无气现象,不论四时五脏的病(这里的四时五脏,是指的五行之气—寒、暑、燥、湿、风见于四时的病)、五部的病(五部,一是指人体外表关系到五脏的一些部位,如伏兔、腓、背,五脏之俞、项等部位。一是指面部的额、颏、鼻、左颊、右颊等五个部位;这五个部位的色泽反映着心、肾、脾、肝、肺五脏的虚实和疾病深浅)、五官的病(五官,是指鼻为肺之官、目为肝之官、目唇为脾之官、舌为心之官、耳为肾之官），见到这种现象多是重笃的疾病。同样理由，如果外面出现的色泽浅淡不显著，但是神气生动内外调达，这种气至色不至的有气无色的现象，虽然患有四时五脏的病、五部的病、五官的病，却多数不会危及生命。古代医生从实践中总结出来"得神者昌，失神者亡"和"失神者死，得神者生"，从这两句话中，使我们理解到，诊察一个病人，若是神情奕奕，目光灵便，神态生动，言语神志清楚，虽然色脉不太正常，一般没有多大的问题；否则，即使脉色没有大的异样，而神滞睛迷，脏色外露，大都属于重笃凶险的病况。

【原文】　缟[1]裹雄黄，脾状并臻[2]。缟裹红肺，缟裹朱心。缟裹黑赤，紫艳肾缘[3]。缟裹蓝赤，石青属肝。

【提要】　形象地阐明含神五色（气色并至）的表现。

【注释】　[1]缟，gǎo，音杲。古时候的一种白色罗绢。

[2]臻，zhēn，音珍。达到的意思。

[3]缟裹黑赤，紫艳肾缘：如缟裹黑，黑里透红，亮紫艳丽的光明之色，属于肾精充沛之气色。

【白话解】　正常的脾色犹如白绢包裹着雄黄，黄中透出红白；正常的肺色犹如白绢包裹的红色，亮而有神；正常的心色应是如白绢包裹的朱砂，红润光亮；正常的肾色则如白绢包裹的黑赤，紫艳亮丽；正常的肝色犹如白绢包裹的蓝赤，青亮润泽。这些都是气色并至，五脏精气内含的外在表现。

【按语】　五脏反映在颜面上的色泽，应该是气色并至的得神之色。诊察和辨别气色并至的面容，一般是：凡见到面色好像是白色罗绢包裹着雄黄，即黄中透些红白，这是脾的气色并至的容颜。凡是见到好像是白色罗绢包裹着浅红色，即似乎在浅红色的上面又罩上一层白色，这是肺的气色并至时的容颜。凡是见到好像是白罗绢包裹着朱砂，即由白色中透出深红色，这是心的气色并至的容颜。凡见到好像是白罗绢包裹着暗红的颜色，即似乎黑里透红紫色的，这是肾的气色并至的容颜。凡是见到好像是白罗绢包裹着蓝赤色，即透出石青色的，这是肝的气色并至的容颜。这里应当注意的，文中所举的缟和雄黄、朱砂等，都是用以比喻色泽的。临床上见到的容颜色泽，绝不是完全与这些实物一模一样，而且这种色泽也不是表现得非常显著。只有在实践中多观察、多揣摸、多比较，才能逐渐领会的。

【原文】 青如苍璧[1]，不欲如蓝。赤白裹朱，衃赭[2]死原。黑重漆炱[3]，白羽枯盐。雄黄罗裹，黄土终难。

【提要】 阐明望五色精华表现及预后。

【注释】 ［1］苍璧：苍是青色，璧是好的玉石，苍璧就是青色的玉石。

［2］衃赭：衃，péi，音丕。败恶凝集的血色，即赤黑色。赭，Zhě，音者。赭是一种赤色的土。

［3］炱：tái，音台。煤烟黑色。

【白话解】 面色的青色应该是青而明润如璧玉，不应该像蓝色那样青而带沉暗色；赤色应该像白色布帛内裹朱砂那样红润而不显露，而不应像赭石恶血那样色赤带紫没有光泽；黑色应该像重漆之色，光彩明润，而不应该像煤烟一样，枯暗如尘。白色应该像羽毛一样白而光泽，而不能像枯盐一样白而灰暗；黄色应该像绸缎包裹雄黄一样黄而明润，而不应该像黄土一样枯暗无光。

【按语】　本节内容出自《素问·脉要精微论》是进一步说明如何从五色里去辨别五脏精气情况及与四时五脏、五部五官等各种疾病好坏善恶的望诊方法。望诊辨五色中，强调神气的重要性，如青色，就要像石青色的璧玉那样青得有生气；红色，要白里泛红而鲜活；黑色，要黑得像重漆那样有光泽的紫檀色；白色，要白得光泽，要像白鹅羽毛那样白洁光亮而润活；黄色，要黄中透红。反之，则属于病态。为什么五色的辨别有这样的区分呢？总的说来，就是上节里提到过的气至和气不至的不同表现。四时五脏百病所致的五脏衰败，又没有胃气，那么反映出来的五色也就晦暗沉滞、枯槁无神，各种疾病见到这种恶色，一般是凶险的。五脏虽病，但是胃气尚存，那么反映出来的五色也就鲜明、浅润和有光泽，各种疾病见到这种善色，一般是良好的现象。

以上几段原文的内容多出自《内经》，是有关望面色中对于色泽判断中十分重要的内容，也是望色首要辨别的基础。面部望色重在望神，概括地说即是无论何种颜色总是表现为精气内含，容光外发，而视之有光明润泽之象为佳，说明脏腑精气未衰而预后良好。这就是《内经》所倡言的望色诊法的精髓。

《内经》认为，察色之要，全在察神，五色之神，在于气至与气失，总而言之不外晦、明、显、隐四字。气色明润，光华内含，含蓄柔和，为气至有神之象，反之若枯槁不荣、晦暗暴露,为气失无神,并具体用事物进行形象比喻,以加深理解,今将《经》文所述总结如下(见表4)。

表4:五色有神失神

五色	有神	失神
赤	如以缟裹朱 赤如鸡冠 赤欲如白裹朱	赤如衃血 赤如赭
白	如以缟裹红 白如豕膏 白欲如鹅羽	白如枯骨 白如盐
黄	如以缟裹栝蒌实 黄如蟹腹 黄欲如罗裹雄黄	黄如枳实 黄如黄土
青	如以缟裹绀 青如翠羽 青欲如苍璧之泽	青如草兹 青如蓝
黑	如以缟裹紫 黑如乌羽 黑欲如重漆色	黑如炲 黑如地苍

【原文】 舌赤卷短,心官病常;肺鼻白喘,胸满喘张;肝目眦[1]青,脾病唇黄;耳黑肾病,深浅分彰。

【提要】 阐明面部五官部位形态色泽的望诊方法。

【注释】 [1]眦:zī,音恣,目眦,这里指的是眼角。

【白话解】 舌红而见舌謇不利,是心脏有病的征象;鼻头色白,胸闷气喘是肺脏有病的表现;目眦眼角出

18

现青色则是肝脏有病；如见口唇淡而无华或唇色发黄，则是脾脏有病的表现；而耳轮出现黑色则表示肾脏功能失常。再结合颜色深浅及神色有无，就可以判断病情轻重并脏腑病变。

【按语】　　五脏与五官相配，舌为心之苗，正常的舌色应该是润泽的淡红色，正常的舌形应该是柔软而伸缩自如。若舌色过分鲜红，超过了正常的淡红色，就是心病。如果见到深红而接近焦黑的舌色和结缩的舌形，多属于邪气实的心病；如果见到浅红滋润的舌色和较短的舌形，多属于正气虚的心病。

鼻为肺之官，鼻色发白，常是肺有病患。鼻色浅白，并且有喘促、无力、胸部满闷等症状的，多见于失血、虚寒等正气虚的肺脏疾病；如果见到鼻色白得较明显，并且有喘促、胸部胀满等症状的，多属寒实证的水病或饮病。另外，见到鼻煽、身热、气喘的，多属肺风痰喘的实证。

目为肝之官，眼角出现青色，常反映出肝有病患。眼角深青色，多属肝经风热所致的实证；眼角浅青色，眼目又不红肿，一般是肝虚证为多。

口唇为脾之官，正常的口唇颜色，应该是红的，如果口唇枯燥淡白或出现黄色，就是脾有病了。口唇枯燥黄干，常见于实证，例如内热便闭；如果口唇没有血色或见淡黄，常见于虚证，例如久泻或小儿脾虚疳病等。

耳为肾之官，正常的耳色，应该是黄红而润活。如果耳色青黑，就是肾有疾病了。耳色深沉暗黑，是肾病实证；耳色浅黑是肾病虚证。耳的形色，不仅是肾病的反映，同时也可反映全身病患，如危重病证，常常见到耳轮枯槁。

本段原文出于《灵枢·五阅五使》，原文为："肺病者,喘息鼻张;肝病者,眦青;脾病者,唇黄;心病者,舌卷短,颧赤;肾病者,颧与颜黑。"说明五官望诊的主病推断,对于望诊的重要意义。

五官反映五脏主病,主要是以色的浅深来诊断脏病的虚实。大致说来,五官的色泽较正常色泽为深的,多属实证;较正常色泽为浅的,多属虚证。

【原文】 左颊部肝,右颊部肺,额心颏肾,鼻脾部位。部见本色,深浅病累,若见他色,按法推类。

【提要】 阐明面部五脏定位及其望色方法。

【白话解】 面部五脏定位分别是左颊属肝,右颊属肺,额部属心,颏下属肾,鼻准属脾。如在本部出现相应五色,则按浅深不同判断五脏病变。如在该部出现与所属内脏正色不同的颜色时,则分别按相应五色所主,以五行相生相克关系推测病情及预后。

【按语】 五色的浅淡深浓还要再配合面部的左颊、右颊、额、颏、鼻等五个部位,来诊断虚邪、实邪、贼邪、微邪、正邪。换言之也就是说,以面部一定部位出现的色泽差别,来推诊各种病邪。

面颊左侧是属肝的部位,面额右侧是属肺的部位,额部是属心的部位,颏下是属肾的部位,鼻是属脾的部位。各部按五脏所属都有本脏的一定颜色:心赤、肝青、脾黄、肺白、肾黑,其颜色是深浅适度的。如果出现了比正常的本脏色更浅淡些或更深浓些,就都属于病色了。以鼻来说:鼻是属脾的部位,见到黄色,这是脾经本色。若是这种黄色较正常的黄色过深或过浅,这是脾经自病,叫做正邪;若见到白色,即脾部出现了肺脏的色泽,

按照五行学说中脾土（母）生肺金（子）的相生关系,叫做
"子盗母气",属于虚邪;若见到赤色,即脾部出现了心脏
的色泽,按照五行学说中心火（母）生脾土（子）的相生关
系,叫做"母助子气",属于实邪;若是见到青色,即脾部
出现了肝脏的色泽,按照五行学说中肝木克脾土的相克
关系,叫做贼邪;若是见到黑色,即脾部出现了肾脏的色
泽,按照五行学说中脾土克肾水的相克关系,叫做微邪。
其他如左右颊、额、颏等部位,同样可以按照这种方法来
推诊各脏的各种邪病。

　　另外,《素问·刺热论》里还有如下的一段记载:"肝
热病者,左颊先赤;心热病者,颜先赤;脾热病者,鼻先
赤;肺热病者,右颊先赤;肾热病者,颐先赤。病虽未发,
见赤色者刺之,名曰治未病。"（颜,就是颜额。颐,就是
腮下,即颏的部位）从这节文字里,可以看出古时候的医
生,不仅可以从颜面五部的色泽里,按照五脏相生相克
关系以辨别各种邪病的由来,同时还可以根据赤色反映
在颜面五部中的某一部上,用以早期诊断某一脏将要发
生的热病,这对于早期预防和治疗有很大益处,可供我
们临床上参考。

　　【原文】　天庭面首,阙上喉咽,阙中印堂,候肺之
原。山根[1]候心,年寿[2]候肝,两傍候胆,脾胃鼻端。颊
肾腰脐,颧下大肠,颧内小府,面王子膀。当颧候肩,颧
外候臂,颧外之下,乃候手位。根傍乳膺[3],绳上[4]候
背,牙车下股,膝胫足位。

　　【提要】　阐明脏腑器官、肢体在颜面部位的分部及
其望诊方法。

【注释】 ［1］山根:相当于两眼之间,印堂略向下的部位,又叫下极。

［2］年寿:山根之下,相当于鼻梁部位的地方。

［3］膺:yīng 音英。胸前两旁肌肉隆起的地方。

［4］绳上:绳,目内眦也。绳上,指目内眦上。

【白话解】 天庭额首,主头面部的病;眉心之上,主咽喉的病;眉心印堂,主肺脏的病;两目之间印堂略向下的部位,主心脏的病;由两目之间直下的鼻柱的部分,主肝脏的病;在这部位的两旁,主胆的病;鼻柱以下的鼻准部位,主脾胃的病;面颊部位,主肾脏腰脐的病;两颧之下,主大肠的病;在鼻准的上方两侧,主小肠的病;在鼻准以下的人中部,主膀胱及子宫的病;相当于颧骨的部位,主肩的病;颧骨的外侧,主臂的病;颧骨外下部位,主手的病;眼内角的上方,主胸部与乳部;目内眦的上方,主背部的病;沿牙车以下之处,主大腿部;两牙床的中央与以下部位,主膝、胫与足部。

【按语】 这节是将面部划分了几个部位,大致是:上部配合头,中部配合脏腑,下部配合足,辨别这些部位的色泽来进行望诊的方法。

两眉之间,叫做印堂,又称阙中,在面部中间的最高之处,是相关肺病的部位;印堂的上面,叫做阙上,阙上到头发边缘,叫做天庭,天庭处在整个面部最高最上的地方,是相关头面疾病的部位。阙上处在天庭和印堂之中,所以是相关头面及咽喉疾病的部位;印堂略向下,在两眼之间,叫做山根,又叫下极,是相关心病的部位;在下极下面,即鼻梁部分,叫做年寿,是相关肝病的部位;在年寿两傍即鼻梁两边,由于胆附于肝,故是相关胆病的部位;年寿下面是鼻的尖端,称为准头,是相关脾病的部位;准头两侧鼻孔之上,叫做方上,由于脾胃相连,是相关胃病的部位;两耳前方偏下的两颊,是相关两肾的部位,由于两肾位居背脊之处,与腰脐相对,所以又相关腰脐的疾病;颊内颧骨下面,是相关大肠疾患的部位;颧骨内侧,是相关小肠疾患的部位。从鼻端的准头上到天庭,这一部位,统称为明堂;从准头下至颏,称为面王;面王包括人中、承浆的部位,是相关子处(即精室、血海)和膀胱疾病的部位。

面部不仅主要反映体内各脏腑疾患在面部相应的有关部位,而且也反映体外肩、臂、手、膺、股等部的疾病。

当颧两骨,位居外部的上方,是相关肩病的部位;颧骨的外方,是相关臂病的部位,颧骨的外下方,是相关手病的部位;山根两旁位在偏颧骨内侧的上方,相当于两眼内眼角的地方,叫做根傍,是相关前胸乳部疾病的部位;两面颊是相关腰肾疾病的部位;从两颊外侧向上,相当额部两侧的转角处,叫做绳骨,是相关背疾的部位;向下至颊骨下方,叫牙车骨,是相关下肢、股、膝、胫、脚疾患的部位。

总起来说,面部各相关部位,以额部主头面;五脏除肾外,肺、心、肝、脾依次向下安排在中央;六腑则排列两侧;肢节又居于六腑之外。某处色泽有了异常,就可推测到相应的各种病情。

上节有关面首额部候心,因为心火居于极上,天庭处在最高的位置;颏候肾,因为肾水居于极下;左颊候肝和右颊候肺,是因为肝木位于左而肺金位居右;鼻候脾,是因为脾土位居中。以上部位分属方法来源于古人对于五行方位的对应认识,将颜面部位与五行上下左右中央方位加以对应,并进而应用于望诊之中,是古代诊法的内容之一。

而本节的面部分脏腑部位与上节的脏腑相关部位有所不同。原则上以本节所述的为主要依据,上节的方法可作临床参考。

总之,病有浅深,色有显晦,发病的病机很多,所以部位的观察也不能过于机械呆板,而必须灵活运用,四诊合参,才能较全面地掌握病况;但也不应放过部位望诊,因为部位划分的诊断方法,是色诊的基础。

【原文】 庭阙鼻端,高起直平,颧颊蕃蔽,大广丰隆,骨胳[1]明显,寿享遐[2]龄,骨胳陷弱,易受邪攻。

【提要】 阐明望面部形态判断五脏精气强弱及体质情况的诊断方法。

【注释】 [1]胳:通"骼"。

[2]遐:xiá,音霞,长久的意思。

【白话解】 从人体形貌体格上看,如见到天庭眉心鼻准高起平直,两颧两颊及两耳门都丰满壮实,以及骨骼粗壮,肌肉结实者,多是五脏精气强壮,血脉充足,发育健全的体质强壮之人,是长寿的标志。如见其骨骼脆弱,肌肉萎弱,则是一种身体虚弱的表现,是容易生病的体质。

【按语】 从人体面部五官和五部的外观情况可以推测身体的强弱和体质情况,进而推测其能否健康长寿。

从天庭、阙中到鼻端准头丰隆平直,色泽采洁;两颧部、两颊侧(即蕃部)、两耳门(即蔽部)等部位都很丰满,一眼望去,明洁开朗,使人感到一种骨骼粗壮、肌肉结实的感觉,具有这种外形的人,一般说来,多数是血脉充足、皮肤润泽、精力充沛、发育健全和体质强壮的人,通常是有较好的御病能力的;能抵御疾病,少生或不生疾病,对健康当然是有益的。反过来,如果天庭、颧、两颊、两耳门等部位皮宽肉薄,颧骨突出,肌肉瘦削,面色没有光彩,具有这种外形的人,一般说来,多数是气血不足、肌肤枯燥、体质欠健的人,通常是患有某种慢性疾患或由于形体衰弱而较容易感受疾病的;体衰病多,对健康当然是不利的。

根据古代医生的经验,面貌体态,在一定程度上确能反映内脏的坚强与否;而内脏的坚强健壮与否,又是决定人的健康与否的因素之一。可见从人体面部外形来推断体质的健康衰弱、健康与否,有一定程度的临床参考意义。

【原文】 黄赤风热,青白主寒,青黑为痛,甚则痹挛。皖白[1]脱血,微黑水寒[2],痿黄诸虚,颧赤劳缠。

【提要】 阐明五色主病性质及其面部病色主病的诊断要点。

【注释】 [1]皖白:白而浅淡,多见于失血病人。

[2]水寒:水,肾水。指肾水寒证。

【白话解】 面色黄与红多主风热病证,青与白多主寒证,青与黑多主痛证,甚则可见经脉痹阻拘挛之证。如见面色白而淡,则提示为失血证;面色微黑主肾病寒证;如见面色萎黄,则属脾虚为多;两颧红赤多属痨瘵。

【按语】 黄色与红色都是阳色,一般反映阳证,所以风热等证面部见到黄色、红色为多。青色、白色、黑色都是阴色，一般反映阴证，所以凡是寒证、痛证，面部见到青色、白色、黑色为多。这是一般的辨色法。

黄色不仅是反映风、热证，更常见的是温热病，且有鲜明和晦暗的不同：如黄而枯瘦，多系胃火证，胃虚脾不健运，常见淡黄色，黄而浅淡委顿，称为萎黄，为各种虚证所常见，尤其多见于脾虚之人。红色主热，外感热病见面红，多系阳气怫郁在表，汗不出所致；面红而潮热谵语，多为伤寒阳明经胃家实之证；两颧红色较深而见于午后或傍晚，系属阴虚火升，多为虚损痨瘵病。青色见于唇口，一般是寒极之证；青而夹黑，出现在口唇，往往是剧烈的疼痛或中恶所致，严重的影响筋脉就会出现麻痹和拘挛；青属于"戕贼之色"，颜面出现青色，多是比较急迫的危重证候。白色除主寒以外，尤以虚证为多见。白而浅淡，往往见于大吐血、大衄血、大下血等患者为多；这种㿠白色，是显示气脱、血脱或津液伤亡的情况。慢性病患者见面色㿠白，虽然没有出现大吐血、大衄血和大下血，但这是由于心不生血而使面色不荣的现象，仍然是虚证的表现。面色微黑，指的是黑得浅淡，由于黑是肾经本色，故主肾病水寒，一般支饮、女劳疸等证，面色多现浅黑色。

【原文】 视色之锐[1]，所向部官。内走外易，外走内难。官部色脉，五病交参。上逆下顺，左右反贴[2]。

【提要】 阐明五色主病应根据其色部尖锐之处的指向来推断疾病的起始、传变、生克和顺逆的望诊方法。

【注释】 ［1］锐：尖锐，锐利。指面色中五色出现时的尖锐之处。

[2]阽：diàn 音店。形容危险的意思。

【白话解】 望面色尖锐之处的指向诊法，要结合其所指向的相应部位来判断病情的顺逆吉凶。如其指向由内向外，则表示病情转轻，易治易愈，由外向内则病情转重，治疗困难。同时还应结合五官本身五色的浅淡深浓隐显润枯，脉象表现来综合判断，凡病色在面部表现由下向上者，病情多逆；由上向下者，病情多顺。如见男女左右相冲相反者，则病情多属危急。

【按语】 面部五色表现，有它的"锐处"（大致相当于一片颜色的尖形突出处），凡疾病有传变、乘侮（疾病由本脏传他脏的演变，叫做传变，这里包含着五行生克乘侮关系：本脏的病可以传至他脏，他脏有病也可以传至本脏。如肝病可以传脾——木乘土，脾病也可以传肝——土侮木，肝脾也可以同病——木郁土虚；肝病也可以传心——母病传子、传肺——木侮金、传肾——子病及母。各种疾病的传变，都可以五行生克乘侮的关系来理解）、生克、起始、顺逆。都可以观察色的"锐处"向着哪一个部位来推测。一般说来，"锐处"向外，是从脏传腑，从腑传表，表明从内部传向外部，是预后较好的病证；若是"锐处"向内，是从表传腑，从腑传脏，表明从外部传向内部，是预后较坏的病证。这种按"锐处"指向，以推断疾病治疗难易的方法，必须参照其他情况，如五官本身五色的浅谈、深浓和隐显、润枯，脉象的正常和变化，病证的征象反映等，才能做出相应的诊断。

除此以外，古人还有按病色的上下左右区分病情的顺逆的方法：凡病色自明堂到庭额从下向上的，按照额心、颏肾的诊法这是肾水克心火的现象，属于"贼邪"，证情多逆。反之,病色经明堂下到颏部从上向下的,这是心火侮肾水的现象,应属于"微邪",证情多顺。

另外,古代医生诊视男女病人也有区别,男子以左为主,女子以右为主。男性患者的病色从左冲向右,称为从;自右冲向左,称为逆。女性患者的病色从右冲向左,称为从;自左冲向右,称为逆。从是顺的意思,逆是危重的现象。

应该说明,病色"锐处"指向,以及男女从逆,乃是古人相传下来的诊断法,在临床上并不是绝对的,只供参考。

【原文】 沉浊晦暗,内久而重;浮泽明显,外新而轻。其病不甚,半泽半明。云散[1]易治,抟[2]聚难攻。

【提要】 阐明根据面色浅深、明晦、聚散等不同情况分辨疾病新久、轻重、难易的望诊方法。

【注释】 [1]云散:如云彩一样飘散浅显。
[2]抟:tuán,音团,聚的意思。

【白话解】 五色深沉,表示疾病在里,若更见浊滞而晦暗,那是久病与重病的现象。五色浅浮,表示疾病在外,如更见光泽明显,那是新病与轻病的现象。假如面色不那么枯槁晦滞,也不那么鲜明润泽,而是介于半似光泽半似鲜明之间,这表示疾病并不严重。凡是各种病证反映的五色,像云彩一样,易于消失退散的,表示这种病证一般是容易治疗的,或是将要痊愈的现象。假如病色凝滞,抟聚而不易褪散,表示病证正在逐步加深,或是一时难望痊愈。

【按语】 以上所述是有关五色望诊中浅深、明晦、聚散等诊断病情的方法与预后推断。为了能较全面地了解面部色泽的变化,除了本节所提到的分辨方法以外,汪石庵根据《内经》和前人的经验,提出了望色十法(详见《望诊遵经》一书),较为清楚明晰,现介绍于下:

十法,就是浮、沉、清、浊、微、甚、散、抟、泽、夭。

浮沉:色泽浮露在皮肤之间的叫做浮。隐藏在皮肤之内的叫做沉。浮是表示疾病在表、在腑;沉是表示疾病在里、在脏。初浮后沉的,病从表入里;初沉后浮的,病自里出表。

清浊:清是色泽清明,浊是暗浊,色清病在阳,色浊病在阴。从清而转浊,病由阳入阴;从浊而转清,病由阴出阳。

微甚:微是色泽浅淡,甚是色泽深浓。微是正气虚,甚是邪气实。

散抟:散是散开,抟是抟聚。色散的多是新病或轻病,色抟的多是久病或重病。先抟后散的,是病有好转;先散后抟的,是病转深重。

泽夭:泽是润泽,夭是枯槁。辨泽夭可以决生死成败。从夭转泽,病有生机;从泽转夭,病趋严重,或近死亡。

以上是十法的主要内容。根据十法察色,再结合其他见证,便可比较全面地分析病情的轻重变化了。

【原文】 黑庭赤颧,出如拇指,病虽小愈,亦必卒死;唇面黑青,五官黑起,擦残汗粉[1],白色皆死。

【提要】 阐述根据面部不同部位的异常色泽,来诊断病人将要出现险恶证候的方法。

【注释】 [1]擦残汗粉:像擦汗将残粉揩去后一样,黑中夹白。

【白话解】 天庭额部出现像拇指般条块状的黑色，两颧出现像拇指般条块状的红色时，即使病情稍有好转，其结果也必不理想；如口唇面部出现青黑色，以及五官出现黑白分明，如同擦汗时将化妆残粉揩去一样明显时，也是病情危重的信号。

【按语】 在天庭额部出现像拇指状成条成块的黑色，而这种黑色又是沉滞抟聚不散的，一般说这是心阳绝的现象。在两颧出现像拇指样成条成块的红色，而这种红色也是沉滞抟聚不散的，一般说这是阴极虚火亢旺的现象。见到这种特殊的面色，前者为肾水上泛，后者为虚火亢极，两者都是"水火相射"的死候。即使病人没有其他严重的见症，或则甚至在某些证象上似乎还出现小的痊好的情况，但总的说预后是不好的。

又如患者面部和口唇出现青黑色，以及五官忽然出现黑中夹白，好像擦汗将残粉揩去后的面色一样，黑白明显，见到这种面色，说明病人内脏已起了特殊的变化，即使病人一时不觉得有什么病象，但最终必然会因内脏的病变而出现严重疾病，甚则危及生命。

【原文】 善色不病，于义诚当；恶色不病，必主凶殃。五官陷弱，庭阙[1]不张，蕃蔽[2]卑小，不病神强。

【提要】 阐明善色与恶色的诊断方法及预后推断。

【注释】 [1]庭阙：指额头眉心部位。

[2]蕃蔽：屏障，指耳门部位。

【白话解】 面部出现善色而身体健康不病，那是一种正常的表现；但如出现恶色而不生病，则是一种预后不好的情况。五官的肌肉浅薄，骨骼凹陷，额头薄弱，耳门瘦小者之所以并不生病,原因就在于他们的五脏神气仍然强壮的缘故。

【按语】 所谓善色,就是前面讲过的"气色并呈"的好气色。大凡看到这种善色,一般是无病的现象。

所谓恶色,就是沉滞深晦的气色,见到这种恶色,一般是很少有不病的。人的面部外貌,大体上可以反映本人的健康情况。若是五官的肌肉浅薄,骨骼凹陷,额头庭阙不壮满丰硕,耳门面额也是槁弱瘦小,一般是身体不很健壮的表现。若是具有这种外表的人,再加有沉滞深晦的恶色,通常都是有病的为多;若是具有这种外表的人不病的话,那么他在面色上一定是气色并至、神气强壮的。可见善色与恶色,关键在于气色并全,有神无神。总之,神色是五脏气血盛衰的具体表现,健康的人,五脏无偏胜,气血调和,必然精神健旺,气色明润。所以,疾病的轻重和五脏精气的虚实,是可从神色望诊上看出来的。

【原文】 肝病善怒,面色当青,左有动气,转筋胁疼。诸风掉眩,疝病耳聋,目视眈眈[1],如将捕惊。

【提要】 阐明肝病虚实的诊断要点。

【注释】 [1]眈眈:huāng huāng,音荒荒。眼目不明,视物昏花的意思。

【白话解】 肝实之人,容易发怒,面色多带青色,左腹时有动气,并见筋脉拘挛、胸胁疼痛等症。肝虚之人可见身体摇晃,头晕目眩,疝病耳聋,视物模糊,神情恐惧如行将被捕的表现。

【按语】 《素问·阴阳应象大论》说:"肝主筋","开窍于目,其在天为风,在地为木,在体为筋,在脏为肝,在色为苍，……在窍为目，在味为酸，在志为怒。怒伤肝……"。这节文字是说明肝脏的生理功能和病理变化，并以五行的理论说明肝脏和自然环境的联系。根据肝的生理病理情况和内脏与精神活动的关系来说，肝的情志变化与怒相关，所以肝病就容易发怒；青（苍）是肝的色泽，所以肝病面见青色。按照人体解剖部位来说，肝是处在上腹部的右方，但《内经》里有"肝左肺右"的说法，这是指肝的实体和功能气化两个问题而说的。即肝的实体居于右，肝的气化行于左，所以肝脉亦见于左关。古代医生从经验中体会到肝病患者左边有"动气"（即有一种跳动的感觉），而胁痛亦是肝病常见的症状。肝主筋，肝病则转筋（筋脉痉挛）。以上病证多属肝实。

肝主风，《内经》说："诸风掉眩，皆属于肝"。掉是动摇抽搐，眩是头晕眼目昏黑，掉眩的症状，多见于肝风病，由阴虚阳亢所致者多见；疝病，是一种类似"筋疝"的病，一般像是阴茎痛、筋脉拘急或痛或肿、精液随小便而下，这种筋疝多由肝经湿热所致，也可由肝血不足，血不养筋而成。由于肝与胆相表里，所以肝病就能出现听觉减退甚至耳聋。此外，肝开窍于目，所以肝虚的病，常见两眼看物昏花不清，《灵枢·经脉》说："目䀮䀮如无所见"，有注家云："肾虚则瞳神昏眩"。由于肝虚而影响到肾与心，所以还有耳鸣、心慌，出现一种好像有人要来捕捉自己一样的恐惧感觉。

【原文】　心赤善喜，舌红口干，脐上动气，心胸痛烦，健忘惊悸，怔忡不安，实狂昏冒[1]，虚悲凄然。

【提要】　阐明心病虚实的诊断要点。

【注释】 [1]昏冒：冒，通"瞀"，昏闷的意思。此处指昏迷眩瞀谵妄多言。

【白话解】 心病之人，可见舌红口干，神情喜悦，脐上动气，以及胸痛心烦、健忘惊悸，怔忡不安等症状。如见实邪侵袭，则可出现发狂昏迷谵妄；若是心虚，则见悲伤欲哭及神情凄恻之证。

【按语】 《素问·阴阳应象大论》说："……心生血……。心主舌。其在天为热，在地为火，在体为脉，在脏为心，在色为赤……在窍为舌，在味为苦，在志为喜。喜伤心……"。

根据心脏的生理病理和内脏与精神活动的关系来说，喜是心的情志变化，所以心病时，可有自喜自笑的神情。赤是心的色泽，所以心病面见红色。心开窍于舌，心主热，《内经》说："诸逆冲上，皆属于火"，所以心病就出现口干、心烦、舌红等内热的症状；心的部位在身体上部，故心病时脐以上有"动气"。心是生命活动的主宰，在脏腑中居于首要地位，是主持精神活动的。所以心病就会出现健忘、惊恐、心悸、怔忡等心神不安的症状，由于心位在胸中，而胸廓像是宫城一样，围护着心、肺两脏，所以心病也会牵及胸部，出现胸痛的症状。

正因为心是主司精神活动的，假如受到热邪等侵袭，所致有余的实证，就会出现发狂、神昏、眩冒等症；反之，如果是不足的虚证，则会出现神虚胆怯，并感精神悲戚、凄苦不乐等症，正如《内经》所言："神有余则笑不休，神不足则悲"。

【原文】 脾黄善忧，当脐动气，善思食少，倦怠乏力,腹满肠鸣,痛而下利,实则身重,胀满便闭。

【提要】 阐明脾病虚实的诊断要点。

【白话解】 脾虚之人可见面色黄,善忧思,当脐部位有动气,以及食少纳呆、倦怠乏力、腹满肠鸣、下利泄泻等症。 如是实证,则身体沉重,腹胀腹痛,大便秘结。

【按语】 《素问·阴阳应象大论》说:"……脾生肉……,脾主口,其在天为湿,在地为土,在体为肉,在脏为脾,在色为黄……在窍为口,在味为甘,在志为思,思伤脾……"。

根据脾脏的生理病理来说,黄是脾的色泽,所以脾病面见黄色。按内脏与精神活动的关系讲,忧思是脾的情志变化,所以脾病时,通常有忧思的神情。 脾的部位在身体的中部,所以脾病时,脐部会有"动气"。脾主味,是因为脾的病机主要关系于饮食和消化,所以脾病时不仅饮食减少,还会出现腹满、肠鸣、下利等病证。正由于脾气不足,不能很好地消化餐食,饮食精华就不能转输周身,因此出现四肢软乏、身体倦怠,所以说脾主四肢。所有这些症状,多见于脾病虚证。

若是脾病实证,出现的证象就不同了。 一般脾实病多见身体沉重、腹部胀满等症。这是由于水湿实邪的停滞,阻遏了阳气,脾主肉,脾主腹,因而身重、腹部胀满。另外脾实还会有大便闭结的情况。

【原文】 肺白善悲,脐右动气,洒淅[1]寒热,咳唾喷嚏,喘呼气促,肤痛胸痹,虚则气短,不能续息。

【提要】 阐明肺病虚实的诊断要点。

【注释】 [1]洒淅：恶寒怕冷的样子。

【白话解】 肺实之人，多见面色苍白，神情悲戚，脐右部位可见动气，并有恶寒发热，咳嗽咯痰，喷嚏，气喘急促，以及皮肤病证、胸闷胸痛不舒等。如见气短乏力、呼吸短促不足以息等症，则属肺虚病证。

【按语】《素问·阴阳应象大论》说："……肺生皮毛……肺主鼻。其在天为燥，在地为金，在体为皮毛，在脏为肺，在色为白……在变动为咳，在窍为鼻，在味为辛，在志为忧。忧伤肺……"。肺色主白，所以肺脏有病时面见白色。根据内脏与精神活动的关系来说，忧悲为肺的情志，所以肺病时，常常会有悲愁忧思不欢乐的神态出现。肺主皮毛，也主宣化，为体内外气体交换的主要器官，而皮肤之汗孔也有散气的作用，因此肺脏有病，就会出现像毛发洒然的怕冷、身热或周身皮肤作痛。肺主气，司呼吸，它的病患，主要表现在呼吸系统为多，所以肺脏有病时，可出现唾痰、喷嚏、流涕、咳嗽、气促等肺脏本病，而胸痹、胸痛等证也可合并发生。以上这些征象，像咳逆、喘促、胸胁胀满等是由于肺气失宣，或肃降失职，气机逆上所致，属于实证；而少气不足以息是由于肺气不足，宗气鼓动无力所致，属于虚证。

根据古代医生的经验，当肺脏有病时，不仅有上述各种症状，在右胁部还会出现"动气"，这也是临床上所应注意的。

【原文】 肾黑善恐，脐下动气，腹胀肿喘，溲便不利，腰背少腹，骨痛欠气[1]，心悬如饥，足寒厥逆。

【提要】 阐明肾病的诊断要点。

【注释】 ［1］欠气：欠伸呵气。

【白话解】 肾病之人，面见黑色，恐惧惊慌，脐下有动气，腹胀水肿，虚喘而少气，二便不利，还可见小腹胀满，腰背疼痛，骨节酸痛，欠伸呵气，心悸怔忡，悬空饥饿，四肢厥冷等症。

【按语】 《素问·阴阳应象大论》说："……肾生骨髓……，肾主耳。其在天为寒，在地为水，在体为骨，在脏为肾，在色为黑……在窍为耳，在味为咸，在志为恐。恐伤肾……"。根据肾脏的生理病理情况来说，黑是肾的色泽，所以肾病时面见黑色。按内脏与精神活动的关系讲，恐是肾的情志，所以肾病时可有易于惊恐的神情表现。肾的部位在身体偏下，肾病时在脐下有"动气"。肾为水脏，主津液，因此水肿、腹胀、喘满痰饮而不能平卧等症状出现，都与肾的病机有关。肾开窍于二阴（即生殖器和肛门），所以肾病就影响到大小便的不正常。由于肾与膀胱相表里，肾病不但小便不利，而且小腹部亦作胀满。肾主骨，肾病往往腰背与骨俱作酸痛，骨弱无力；肾主欠，肾病还时有呵欠发生。

《金匮要略·奔豚气病》说："奔豚病从少腹起，上冲咽喉，发作欲死，复还止，皆从惊恐得之。"说明奔豚气病，由于惊恐所致，发作的时候，肾的积气由下向上冲过，非常难受，发过了就还复正常。当肾气由下向上冲逆的时候，在心胸中就出现一种悬空而饥饿、闷乱欲呕等感觉，这种症状都是奔豚病所常见的。肾病的另一种征象，就是两足寒冷厥逆。这是由于肾处于身体之偏下部位，根据"诸厥属下"的道理，故常见厥逆脚冷。

总的来说，肾病虚证，多见腰酸背痛、耳鸣耳聋、大便泄下、两足寒冷、遗精、阳痿、盗汗等。肾病实证则多见大便秘结、小便短赤甚则尿血；至于奔豚气病，亦多属肾病实证。

上述五条，是说明五色合五脏以诊断五脏病的方法以及五脏病各有其自身特殊症状的道理，诊断时分别从其各自的特殊症状里，分辨属虚属实。至于五脏各自的所主，就是人体脏腑组织之间的复杂联系以及体内与体外环境之间的相互关系。为了便于对照了解，这里根据《素问·阴阳应象大论》以及《金匮真言论》等篇的有关内容，列表如下，以便参考（见表5）：

表5：五行归类事物属性表

五脏	五行	五音	五味	五色	五官	六腑	情志	形体	气候	时令
肝	木	角	酸	青	目	胆	怒	筋	风	春
心	火	徵	苦	赤	舌	小肠	喜	脉	暑	夏
脾	土	宫	甘	黄	口	胃	思	肉	湿	长夏
肺	金	商	辛	白	鼻	大肠	悲	皮毛	燥	秋
肾	水	羽	咸	黑	耳	膀胱	恐	骨	寒	冬

在诊断五脏病证时，虽可按它们各自独特的色泽、症状分辨，但五脏病机和发病情况绝不是各自孤立的，彼此之间有关联或相互影响，一脏有病可以累及他脏，引起各种复杂的症状变化，这一点应该予以注意。

【原文】　正病正色，为病多顺；病色交错，为病多逆。母乘[1]子顺，子乘母逆；相克逆凶，相生顺吉。

【提要】　阐明根据五行生克规律来推测病情顺逆

吉凶的望色方法。

【注释】 [1]乘:传的意思,此处指五行相生传变。

【白话解】 五脏疾病如见其与本脏相合之色,则病多轻浅,预后多吉;若见病变所在之脏与所主面色不相符合,则病变多重,预后不佳。从五行生克规律上来看,则母病传子为顺,子病犯母为逆,见相生传变为吉,见相克传变为凶。

【按语】 一般说来,各脏正病,应见各脏的正色,这样多是顺证。若是病色交错,则是逆证为多。但其中根据五脏生克规律,相生的就顺,相克的就逆。所谓相生的顺,这里面又包含子犯母的小逆和母传子的大顺;所谓相克为逆,这里面也包含色克病的大凶和病克色的小顺。举例来说,譬如肝病,正常应该出现青的病色;肝病见青色,叫做正病正色,这病是顺的。如果肝病不见青色,而是出现其他色泽,这是病色交错。这种病色交错之中,还有各种区别:若肝病见到黑色,根据五行相生规律,这是母(肾水)乘子(肝木),是相生中的顺;若肝病见到赤色,根据五行相生规律,这是子(心火)乘母(肝木),是相生中的逆证;若肝病见到黄色,黄是脾土的正色,根据五行相克的规律,这是肝木克脾土,称为病克色,虽然病重,但肝的本脏病不至于加深,所以是凶险病中的顺象;若肝病见到白色,白是肺金的正色,根据五行相克的规律,这是肺金克肝木,称为色克病,肝病本身已经很重,再加上肺金的克伐,所以是凶险病中的逆象。

以上是肝脏病正色和病色交错的举例,其余四脏都可仿照这个方法类推。兹列表示意(见表6)。

表6 五色生克顺逆表

脏病	五行	五色	相生		相克	
			母乘子（顺）	子乘母（逆）	病克色（顺）	色克病（逆）
肝	木	青	黑	赤	黄	白
心	火	赤	青	黄	白	黑
脾	土	黄	赤	白	黑	青
肺	金	白	黄	黑	青	赤
肾	水	黑	白	青	赤	黄

【原文】 色生于脏,各命其部;神藏于心,外候在目。光晦神短,了了[1]神足,单失[2]久病,双失即故。

【提要】 阐明以面色结合眼神来诊断疾病并区别疾病善恶的方法。

【注释】 [1]了了:清爽、清楚的样子。这里指目光炯炯有神。

[2]单失:面色与眼神两者之中,或见色病,或见目病,单失其一。

【白话解】 五色生于五脏,是脏腑精气的外华,各在面部不同部位反映出来;神明内舍于心,通过眼神反映于外。如见目光呆滞,是失神的表现,见到两目清爽,炯炯有神,则是神气内含之象。如面色与眼神二者之中见到其中之一失常,则表示已是久病,若二者均失常,则病属危笃,不久将亡。

【按语】 五色生自五脏,并反映在面上的一定的部位。神胜于心,虽然不能直接捉摸得到,但它能够通过两眼反映出来的,即所谓"外候在目"。人的眼光,如果是晦暗的,表明神短,是将要患病或病势严重的现象;如果眼光清莹,清爽分明(即了了的意思),表明神气充足,是没有疾病或病将痊愈的现象。所以,在诊察疾病时,色与神两者都要注意。

一般说来,如果面色不正常或是神气不足,两者居其一的,这是久病的现象;如果面色既不正常,神气又不充足,既失色,又失神,这就是险恶的死证现象。

人的神气好坏,从两眼中可以判断出来的。神气的有无、充足与不充足以及神气的清浊等,在极大程度上关系到疾病的预后善恶。那么,究竟怎样掌握神气的诊断方法呢?不论诊察哪一种面色,都要有神气。所谓神气,就是有光、有体。光是指的外面明朗,体是指的里面润泽。凡是气血调达,阴阳没有偏胜,在神色上就会既有光又有体,叫做光体俱备。大凡常人,五脏调和,五色都禀受胃气而流露在皮毛之间,反映胃气的是正常黄色中包含着精气(从前的医生叫它为"精气内舍"),这种既不向外浮露,又不混蒙不清的精神之气,就是有胃气的表现。也就是有色有神、有光有体,是正常健康的现象。

【原文】 面目之色,各有相当,交互错见,皆主身亡。面黄有救,眦红疹疡;眦黄病愈,睛黄发黄。

【提要】 阐明用望面色配合两目的颜色来诊断疾病的方法。

【白话解】 面色与目色各有相宜的色泽,如面色与目色均出现了异常的变化,则表明病情严重。如果面见黄色,则仍有救,眼眦发红,则表示有皮疹疮疡等变化;

如见眼眦黄,则表示疾病向愈,目睛发黄,则为黄疸。

【按语】 颜面和两目,各有其相宜的色泽。颜面的色泽:肝青、心赤、脾黄、肺白、肾黑等,在前面已经提到。眼目的色泽:瞳仁应见黑色,黑睛应见微黑透青,眼白应见白色,内外两眼角应见微红色,这些都是正常的色泽。假如眼目的颜色有异常变化,而颜面的色泽也失掉了正常的色泽,这就叫做交互错见,都是疾病严重的反映。《素问·五脏生成》说:"面黄目青、面黄目白、面黄目赤、面黄目黑,皆不死也;面青目赤、面赤目白、面青目黑、面黑目白、面赤目青,皆死也。"这段文字说明面目出现不正常的色泽,关键在于面色是否为黄色;如果面色黄,说明中土未败,胃气尚存,虽然目色有了变化,还是有解救的可能,不至影响整个生机。如果目色改变了,面色也异常了,这就是危及生命的现象了。也说明胃气的存在与否,在诊断上必须予以重视的。

在眼的望诊里,还应该注意到伤寒证的两眼角都红的见证,这是将要发生疹子和疮疡的先兆。因为两眼角是属心的,疾病多是血络有热,心火较盛,所以首先反映为两眦发红。如果两眼胞出现黄色,是疾病将要痊愈的征象;因为眼胞是属脾的。眼胞见黄色是脾土之气渐复,所以病将痊愈。如果两眼白睛都出现黄色,这是湿热内盛将发黄疸的现象。

【原文】 闭目阴病,开目病阳,朦胧热盛,时瞑[1]衄常,阳绝戴眼[2],阴脱目盲,气脱眶陷,睛定神亡。

【提要】 阐明根据眼睛的神情动静,以辨别疾病的阴阳、生死等的诊断方法。

【注释】 ［1］瞑：míng，音明。闭眼睛叫瞑。

［2］戴眼：两眼向上直视。

【白话解】 眼目闭合不喜见人是阴病，眼目开张喜见光亮属阳证。两眼朦胧昏糊不清爽的多属热证；时常闭眼少神者，常见于衄血之人。两眼向上直视称为戴眼，是阳气断绝的征象；两目昏花，不能视物的称为目盲，是阴精脱失的征象。目眶凹陷，证属气脱；瞳神呆滞，表示神气亡失。

【按语】 凡是病人开眼喜见人的是阳证，闭眼怕见人的是阴证。因为开眼是由于阳气盛，闭眼是由于阴气盛的缘故。若是眼目朦胧昏糊、暗浊、不清爽的属热，甚至是热邪传里，肾水被劫的热盛之证。衄血的病人，常会闭眼。两眼向上直视叫做戴眼，是阳气断绝的危重证候；看不见事物，像眼盲的那样，这是阴气将脱的证候；眼眶急剧下陷，是脏腑精气脱尽的现象；眼睛定而不转，往往是痰热内闭等一类的重证。戴眼、目盲、眶陷、睛定这些见证，都是危重或垂死的证象。

眼睛能够视物辨色，主要是由五脏精气蕴合上注于目所致。所以，目的色泽或神情有异常，对诊断疾病有极为重要的意义。

［附］ 以上各节所讲的各种望诊方法，在诊断上是有参考价值的。除此之外，在临床上还有一种是舌诊，另一种是诊指纹，也是望诊中的重要组成部分，现补充于下：

一、舌诊

古人说：舌为心之苗，舌为脾之外候。望舌是把舌面划分为几个部位以候脏腑。它的分法有二：一是以胃经划分：舌尖属上脘，舌中属中脘，舌根属下脘，此法适用于胃肠疾病。二是以五脏划分：舌根属肾，舌中属脾（胃），舌尖属心，舌边属肝（胆）。望舌主要是观察舌质与舌苔的变化。全舌的肌肉脉络组织，统称舌质；舌面上所生的一层苔状物，称为舌苔。

1. 舌质的望诊：舌质望诊主要是观察舌之神、色、形、态等的变化。

（1）舌神是看舌质的荣枯。荣，就是舌质有生气、有光彩，虽然有病也较为顺利；枯是失去光泽，没有血色，没有生气，见于严重的疾病。

（2）正常的舌色是深浅适中、鲜而润泽的淡红色。色不正常，就是病态。色较正常更红的，多属热证、实证；红而干的是胃津已伤；色较正常淡的是寒证、虚证。舌淡红，光而无苔，是气分和阴分两亏的征象；舌质鲜红，在湿病是热象，在虚劳则主阴虚。舌质绛色（深红色），多见于温病邪热传入营分；全舌鲜绛，是心包络受邪；舌尖独绛，是心火盛；若绛色而似干，手摸之觉有津液的，是津亏而湿热上蒸，或有浊痰；舌绛而上有黏腻，似苔非苔，是中焦夹有秽浊的证象。

舌质紫色，有寒热之分。色深紫干枯属热，色浅湿润属寒。紫色深而遍布全舌，是脏腑热极；全舌淡紫而带滑多是寒证，紫暗而湿润，多有瘀血。

舌质蓝色，是气血两亏的重证。蓝色微而不满布全舌，是温疫，或湿温热邪不解。全舌蓝色而有苔，是脏腑已受损伤；若全舌蓝而光无苔的，则是气血亏极的不治之证。舌色见全黑，是血已败伤的现象。大致舌黑而润多属虚寒，舌黑而干焦多属火热。

（3）观察舌形，主要是分辨老嫩、芒刺、裂纹、胀瘪。老是舌质坚敛苍老，不论舌苔的白、黄、灰、黑，病多属实。嫩是舌质浮胖娇嫩,或舌尖边有齿印,不论有何种苔色,病多属虚。舌上有芒刺高起,是热邪内结的现象。舌有裂纹是热盛,或是血虚而阴不足。舌胖大而肿为胀,病多属血分,或是痰饮,或是湿热内蕴。舌薄而瘦为瘪,舌瘦薄嫩色淡红为心脾两虚,气血不足;若瘪而红绛,是阴虚热盛,津液大伤。

(4)舌态的诊断:可分软、硬、战、痿、歪、舒、缩、吐弄等八种:

凡舌体柔软、灵活而红润,多为有胃气,有病亦较轻。舌头强硬,每并见言语謇涩,外感病和杂病都会发生这种舌象。舌头战动不定叫舌战,多见于虚证和肝风。舌软不能自如掉动为痿,多属热灼阴伤;久病见舌绛而痿,是阴亏之极。舌偏斜为歪,多见于中风病人。舌头伸长,是舌的筋肌舒纵所致,凡舌伸而不能缩,干枯无苔的,是死候;伸而能缩,舌体津润的尚可挽救。舌体收紧而不能伸长为缩,凡舌短缩强硬、神昏谵语、多属危重之证。舌伸长而弛缓为吐舌,舌微出口外,随即收入口内,或舌舔唇上下左右的为弄舌,两者多属心脾有热,均是重证危证。

2. 舌苔的望诊:舌苔的生成,一是由胃气所生,二是为邪气上升,三是饮食积滞所成。正常的舌苔,由胃气形成,薄白而清净,干湿适中,不滑不燥,或略有薄淡黄苔。诊察舌苔,一般分苔形与苔色两个方面。

(1)苔形:应分真假、有无、偏全、变化、厚薄、润燥、腐腻等各类:

舌苔坚实的密着于舌面,像从舌面上生出而有根的,叫做真苔,是病邪汇结的表现。凡病的初期、中期,舌苔有根比无根的为深、为重,后期舌苔厚而无根,比之

— 44 —

有根的为恶。但有的舌面上一层厚苔，看上去像似无根，其下却已生出一层新苔的，则是疾病好转的现象。假苔是舌苔不着实，好像涂在舌上的一样，不像从舌上生出而无根的就是。一是常于饮食之后即退去，是里虚或无病；二是有苔有色，擦之即去，病较轻浅。三是久病胃气虚乏，不能接生新苔。一般假苔，多与过服寒药、热药有关。

病本无苔而忽然有苔，是胃浊上泛，或属热邪渐盛；病本有苔而忽然退去，是胃阴干涸，胃乏生发之气。观察舌苔分布的或偏或全，可以诊知病变所在。苔满布全舌称全，苔偏于左、右、内、外等一侧的称偏。全苔满布，是邪气散漫。偏于一边，是邪在半表半里，舌心无苔，是阴虚、血虚或胃气伤所致。

舌苔的变化，随时反映着疾病的变化。如温病发病之后，舌苔往往由白转黄；黄苔退后，又复生白苔，这是疾病向愈的现象。若病势发展，或由误治，舌苔可由白或黄而变老黄或黑色。如果苔退急骤，变为无苔，是邪气内陷，正不胜邪的现象。舌苔的真退真化，必先由化而后才退，由密而渐疏、由有而渐无，这是真退。如果满舌厚苔忽然退去，舌底仍留污质腻湿，这是假退。一二天里，仍然要继续生出厚苔。

舌苔薄的，多为疾病初期，病情轻浅；舌苔厚的，多显示邪已入里，病情较深或里有积滞。舌苔润泽，表示津液未伤；舌苔干燥，是津液已耗。舌苔如腐渣，揩之可去，是阳气有余，能化胃中浊腐之气上升。舌苔粘腻，中心稍厚，边薄光滑，多是阳气被阴邪所抑，必有湿浊痰饮，或食积顽痰。大抵观察舌苦的厚薄，可知邪气的深浅；苔的润燥，可知津液的存亡；苔的腐腻，可知肠胃之湿浊。

（2）舌苔的颜色：主要有白、黄、灰、黑等分别。白苔，是最常见的舌苔。主风寒湿部，主表证。白而薄滑，同时又有发热恶寒、脉浮头痛，多属外感风寒。白苔厚滑，同时又有寒热、骨节疼痛的，这是外寒引动内湿之证。白苔粘腻，又见发热、头痛、身疼而口不渴的，这是湿邪在气分。白苔薄而干的，多为肺津已伤。白苔如积粉，多为疫证初起，邪入膜原等。

黄苔，主里，主阳明热邪，热在气分。黄苔薄而滑，多为风已化热，尚未伤津；没有头痛恶寒的，邪已初入阳明。黄苔而厚滑的，是胃有湿热。黄苔微粘腻，口不渴饮，多为湿邪结于气分；痰湿食滞，亦多见此苔。黄苔薄而干，表明肾的阴液已伤。舌苔黄厚干燥，是胃热伤津；若老黄而燥裂，则属热极。黄苔而淡，舌质胖嫩，津润而冷，多为脾虚有湿。

灰苔，主三阴寒证或热证。舌苔灰黑而润滑，常见腹痛吐利、手足指趾冷、脉沉细；舌苔灰干，而舌质深红，多为热炽津伤。

黑苔，主病多危重。黑苔润滑，舌质不深红的，是阳虚寒证。黑苔如涂淡墨水，肢冷脉微，不论是润是燥，都属虚证。黑苔薄而不润，舌质鲜红的，是阴分不足。黑苔而燥，是津枯火炽。舌中心黑苔而燥，并连牙龈唇口都黑的，是胃将败坏。舌根见黑苔而燥，是热在下焦。

除了上述各种常见苔色外，另外还有兼色舌苔。如白兼黄苔、白兼灰苔、白兼黄黑苔、黄兼灰苔、黄兼黑苔等等，都有相应的各种病证，主要以合参四诊，分别寒热虚实，这里就不一一加以叙述了。

二、指纹诊

望指纹应用于三岁以内的小儿,也是常用的一种望诊法。

指纹,是指从虎口直至食指内侧所显见的脉络。食指的第一节为风关,第二节为气关,第三节为命关。根据三关络脉的纹路和颜色,作为诊断的依据。

看指纹的方法,于光线充足的地方,医生用左手握小儿食指,以右手大拇指从命关向气关、风关直推数次,经推后使指纹明显,便于观察。指纹现于风关时,是病邪侵入于络,邪浅病轻。指纹过风关透至气关,其色较深,是络中邪气,已入于经,邪较深,病较重。指纹过风关、气关透至命关,是邪气深入脏腑,病较危重。如指纹透过指端,称为"透关射甲",是更危殆的病象。一般说来,无论是内伤病或外感病,凡指纹见于风关病轻,至气关较重,透命关则更重。

正常的指纹,色现红黄隐隐,如颜色有异常变化,便是病证。色浅的病轻,色深的病重。指纹色鲜红为外邪,色紫为热。色淡为虚,色滞为实。色青主风、主痛,青兼紫黑,血络闭郁,病则危重。指纹日长的病日重,指纹日短的病日轻。指纹浮为病在表,指纹沉为病在里。

【原文】 五色既审,五音当明。声为音本,音以声生,声之余韵,音遂以名,角徵宫商,并羽五声。

【提要】 阐明声音发生原理及五音的名称。

【白话解】 掌握了望色诊断方法以后,还要了解听声音的方法。声是音的根本,而音是声的表现,声的余韵构成了音,于是就有了五音的发生,正常五音的名称叫做角、徵、宫、商、羽。

【按语】 本书第一节简略地提到古代的闻诊,主要以五音的相应与不相应以辨五脏的病变。宫、商、角、徵、羽五音,本是来源于自然界和人的生活环境中的五种不同的音阶,结合到人则是:肝木在音为角,在声为呼;心火在音为徵,在声为笑;脾土在音为宫,在声为歌;肺金在音为商,在声为哭;肾水在音为羽,在声为呻。在正常情况下,五音既不太过,又不不及,是人的正声。有声之后才有音,所以声是音的根本,音是由声所产生的;音是声之余韵,并不是声之外还有音,声同音是连在一起的。五脏的五音五声,与自然界的四时变化和五脏所生的五种情志都有关联,所以五音可以在一定程度上反映五脏的正常和异常。

这种以五音五声来辨别五脏病变的诊断方法,是古代遗留下来的,在现在临床上已很少应用。我们只要大致了解到它的基本知识,在探讨古代诊断理论、方法时作为参考就可以了。

【原文】 中空有窍,故肺主声。喉为声路,会厌门户,舌为声机,唇齿扇助,宽隘锐钝,厚薄之故。

【提要】 阐明声音的发生机理及其相关组织和器官。

【白话解】 声音的发生需要中空有窍,所以肺主声。喉咙是声音发生的路径,会厌是声音发生的门户,舌头是声音发生的机关,口唇与牙齿是声音发生的辅助器官。因为组织器官有厚薄不同,所以声音的表现也有宽浑狭隘尖锐与钝厚的区别。

【按语】 古代医生看到凡是物体中间若有孔窍的多能发声这一现象,联想到人体中肺的形态也是中空有窍,因而认为它主声音的。发声音是用喉咙的,所以说喉是声音的通道;声气自肺、喉出,还得通过会厌的开和闭,所以会厌成了声音的门户;声气出自喉和会厌,若没有舌头的转动,也不会发出宛转的声音,因此舌头成为发声音的机枢;同时牙齿、口唇都在发声音的过程中闭合扇动,起着扇动作用。喉、会厌、舌、牙齿、口唇五者的协同动作,五音就能够通达的发出。

由于人的素质不同,从而每人所发的五音也有区别。比方说,喉咙(包括声带)有宽阔、有隘窄,宽阔的发音就大,隘窄的发声就小。舌头有较尖锐和较钝圆的不同,较尖锐的发声就比较清晰,较钝圆的发声就不很清楚。会厌有厚薄的差异,厚的发声比较重浊,薄的发声比较轻清。口唇有厚有薄,口唇厚的发声较迟慢,薄的发声较快速。牙齿有稀疏、有紧密,稀疏的发声音较分散,紧密的发声较聚集。当了解这种无病健康人发声的差别,才能判断五音的变异;五音变异,当在喉、会厌、舌、齿、唇等予以细致的区别。

【原文】 舌居中发,喉音正宫,极长下浊,沉厚雄洪。开口张喝,口音商成,次长下浊,铿锵[1]肃清。撮口唇音,极短高清,柔细透彻,尖利羽声。舌点齿音,次短高清,抑扬咏越,徵声始通。角缩舌音,条畅正中,长短高下,清浊和平。

【提要】 阐明正常五音的发声特点与声音表现。

【注释】 [1]铿锵:kēng qiāng,音坑枪。金属撞击的清脆声音。

【白话解】 舌头位于口的正中,从喉发出音来,这就是宫的正音,它的声音极长极低、重浊和浑,有沉洪雄厚的余韵;开口张腭,声音从口里出来,这就是商的正音,它的声音次于宫音较为重浊,比较有劲,好像有金属撞击似的清脆余韵;摄起口唇而发出来的声音就是羽的正音,它的声音极短促、极高、极清、有着柔和细腻和尖利的余韵;以舌头接触牙齿而发出来的声音就是徵的正音,它的声音较次于羽音的短促、高、清,有着抑扬清越的余韵;舌头向里缩而发出的声音就是角的正音,它的声音长、短、高、下、清、浊都比较和调,有条达、畅爽、适中的余韵。

【按语】 《内经》说:"天食人以五气,地食人以五味",天是供养人以五气的,天的五气是由鼻进入人体而藏于心肺,人受五气以后,由于心主血脉,因而上荣于面部而使五气明润;肺主声音,而使声音彰著。所以五脏各有它的正声,这种五声是合于五音的。

宫音,是舌头位在口的正中,从喉发出音来,这样就是宫的正音。它的声音极长、极低下、极重浊,大而和浑,有沉洪雄厚的余韵。以五脏说,它是属于脾土的,宫音的正常和变异,关系到脾脏的病患。

商音,是开口张腭,声音从口里出来,这样就是商的正音。它的声音较次于宫音的极长、极低下、极重浊,比较有劲些,而且有着好像金属撞击似的清脆的余韵。以五脏说,它是属于肺金的,商音的正常和变异,关系到肺脏的病患。

羽音,是摄起四唇而发出来的,声音从口唇出来,这样就是羽的正音。它的声音极短促、极高、极清、有着柔和细腻和尖利的余韵。以五脏说,它是属于肾水的,羽音的正常和变异,关系到肾脏的病患。

徵音,是以舌点接着牙齿而发出来的,就是徵的正音。它的声音较次于羽音的短促、高、清,有着抑扬清越的余韵。以五脏说,它是属于心火的,徵音的正常和变异,关系到心脏的病患。

角音,是舌头向里缩而发音的,这样就是角的正音。它的声音长、短、高、下、清、浊都比较和调,有条达、畅爽、适中的余韵。以五脏说,它是属于肝木的,角音的正常和变异,关系到肝脏的病患。

以上所说宫、商、角、徵,羽五音的正音,都是五脏没有病的正常声音。

【原文】 喜心所感,忻[1]散之声。怒心所感,忿厉之声。哀心所感,悲嘶[2]之声。乐心所感,舒缓之声。敬心所感,正肃之声。爱心所感,温和之声。

【提要】 阐明声音的变化与人的情绪变化相关的生理现象。

【注释】 [1]忻:xīn,音欣。高兴的样子。

[2]嘶:sī,音斯。声音发哑。

【白话解】 每当人逢精神喜悦的时候,就会表现为一种高兴快乐的声音;发怒的时候就会表现为一种愤怒的声音;悲哀的时候就会表现为一种悲痛嘶哑的声音。如果受到快乐情绪的感染,声音上就会表现为一种舒缓悠扬的音调;如果是庄重严肃的场合就会表现为一种敬畏正肃的声音;如果有爱心表现就会发出一种温和慈爱的声音。

【按语】 五音的发生，还可以由于人的感情变化而有所差异。当人们感到心里喜悦的时候，所发的声音是欣喜的，好似很得意的向外散放一样。当感到心里发怒的时候，所发的声音是忿愤的，又是劲急，又是严厉。当感到心里悲痛的时候，所发的声音也就很凄怆，好似幽咽的嘶鸣一样。当感到心里欢乐的时候，所发的声音也就很舒畅，很和缓，从容不迫了。当心里有可敬的事物的时候，所发的声音也是恭正肃穆的。心里有可爱的事物的时候，所发的声音也是温柔和顺的。

【原文】 五声之变，变则病生。肝呼而急，心笑而雄，脾歌以漫，肺哭促声，肾呻低微，色克则凶。

【提要】 阐明根据五声变化来推测五脏病的诊断方法。

【白话解】 根据五声的变化可以测知五脏病变的发生，凡是呼叫声音急迫，表示肝脏有病；笑声粗盛豪雄，则是心脏有病的征象；凡见歌声散漫不收，则是脾脏有病的征象；哭声急促气短，则是肺脏有病的表现；如是呻吟声低微无力的，是肾脏有病的征象。如再见到面色变化中出现五行相克之色，则预后不好，主病为凶。

【按语】 五脏有病，五声就会相应地引起变化。五声失去了正常，就叫做变。变，就说明疾病发生了。

肝的声是呼，音是角。按正常呼的声音应该是长短、高下、清浊比较和调，有条达畅爽的韵。如果呼的声音不是这样，而是非常急迫，就由此而知道病生于肝了。

心的声是笑，音是徵。按正常笑的声音，应该是比较短促高清,有着抑扬清越的韵。如果笑的声音不是这样,而是非常粗盛豪雄,就可由此而知道病生于心了。

脾的声是歌,音是宫。按正常歌的声音,应该是极长、极低下、极重浊,大而和浑,有沉洪雄厚的韵。如果歌的声音不是这样,而是漫漫散散,就由此而知道病生于脾了。

肺的声是哭,音为商。按正常哭的声音,应该是比较的长、低下、重浊、有劲,并且有比较清脆的韵。如果哭的声音不是这样,而是迫急短促,就由此而知道病生于肺了。

肾的声是呻,音为羽。按正常呻的声音,应该是极短促、极高、极清,有着柔和细腻和尖利的韵。如果呻的声音不是这样,而是比较低微,就由此而知道病生于肾了。

以上是五声的失常和病生各脏的辨别方法。若是在这种五声变异的病态之下,病色也有相克的情况出现,例如:肝病的呼声急迫,又见面色发白(肺金克肝木);心病的笑声粗盛,又见面色发黑(肾水克心火);脾病的歌声漫散,又见面色发青(肝木克脾土)肺病的哭声迫急短促,又见面色发红(心火克肺金);肾的呻声低微,又见面色发黄(脾土克肾水)等五脏相克情况出现,那么,这病多数比较凶险。

【原文】 好言者热,懒言者寒。言壮为实,言轻为虚。言微难复,夺气可知。谵妄[1]无伦,神明已失。

【提要】 阐明根据病人的语言状态来辨别疾病的寒热虚实和预后的方法。

【注释】 [1]谵妄:谵,zhān,音沾,多言。指病中说胡话,语无伦次。

【白话解】 喜好言语者多为热证,懒言少语者多为寒象。语声高亢激昂者多为实证,声音低沉轻微者多为虚证。如见言语声音低微,断断续续不能相接者,多为气虚之证,而谵语妄言,语无伦次者,多属心神失常。

【按语】 《中藏经》说过:阳证而喜多言语的属热,阴证而不言语的属寒。讲话声调壮厉的,多为实证;发言声音轻微的,多为虚证。若是语言声音微小得不能从喉向外发出,想讲话又不能讲出声音来,这是夺气的现象。若是说胡话没有伦次,不能识辨人的,这是神明已乱的病。夺气和神明已乱等病,多是预后不好的严重病证。

【原文】 失音声重,内火外寒。疮痛而久,劳哑使然。哑风[1]不语,虽治命难。讴[2]歌失音,不治亦痊。

【提要】 阐明几种失音、不语证的诊断方法。

【注释】 [1]哑风:小儿抽风或大人中风引起的不能语言。

[2]讴:ōu,音欧。讴歌就是歌唱。

【白话解】 语音嘶哑的失音病证,若见其声音重浊不扬,是内有火而外有寒所致;若是声音不重浊粗糙,则是咽喉疮疡疼痛引起,多见虚劳之证。如见到小儿抽风或者成人中风失语,又加神志昏迷,即使能短暂治疗,但预后却不理想。而因为唱歌等引起的声音嘶哑证,即使不经治疗也能自行痊愈。

【按语】 失音,就是语音嘶哑的病。它有好几种:

若声音粗而重浊不扬,是内火被外寒所阻遏,内热郁滞在肺所致(这种寒包火的失音,往往还有口渴、喉痛、舌苔薄黄、脉浮数等证象)。若声音并不粗重,而主要是咽喉有疮疡痛烂日久不愈而造成的声哑,是属于虚劳的声哑(这种声哑,往往以疮疡日久而致肺燥、津少,故还有口燥、舌质红、脉虚数等征象)。小儿的抽风(四肢抽搐,甚则头背后强、神昏)和大人的中风(忽然昏仆,半身不遂或口眼㖞斜)的不能语言,统称哑风。抽风和中风病本来已是重病,来得很急迫,病势多数十分严重,如果再加神昏不能语言,更是预后险恶的现象。因为风证多数属于肝木的病,而失音不语是肺金所主,风病而初见不语,是肺金不能制肝木,因而是不治之证为多。另外,有些失音是由于唱歌、唱戏伤了喉咙,以致声音嘶哑的,这是暂时的现象,只要暂停歌唱,休息一下,过些时候就能恢复,除了重证以外,轻证是不必加以治疗的。

〔附〕 以上各节,讲的是古代的闻诊方法。除此之外,后世医家又有了较多的补充完善。兹将较实用的闻诊方法,介绍于下:

1. 语声、呻吟和语言的闻诊 疾病开始就出现语言声音哑的,多是外感风寒肺气不宣;久病而失音的,多是肺虚亏损。发声重浊,声高而粗,多属实证;发声轻清,低微细弱,多属虚证。

病人呻吟,通常多是身体上有痛楚。噫气嗳声,多是胃脘上腹不舒畅所致。

语言声高而有力,前轻后重的,多是外感证。语言声音低怯,前重后轻的,多是内伤证。狂言笑骂,语无伦次,登高乱走,弃衣歌唱的,多是阳证狂病;言语错乱,神情恍惚,喜怒无常,独居避人的,多是阴证癫病。

2. 呼吸和喘的闻诊　外感病,呼吸多粗,是由于邪气有余所致。内伤病,呼吸多微,是由于正气不足所致。气粗为实,气微为虚。

实喘发作急骤,肺胀气粗,声高息促,体壮脉实,以呼出为快,多属肺有实热,或痰饮内停;虚喘发作缓慢,喘而气怯弱,声低息短,倦怠脉虚,以引一长息为快,多属虚证。

3. 咳嗽的闻诊　外感风寒咳嗽,声音重浊,痰清白,鼻塞不通。肺热咳嗽,咳声不扬,痰稠色黄,不易咳出,咽喉干痛。咳嗽有痰而声低,痰易咳出而多,多是痰饮证。咳痰色白如沫,或无力作咳或咳嗽则气促,多是肺虚咳。干咳无痰或咳出痰量少如粘液,多是燥火咳嗽。咳嗽阵作,连声不绝,甚则呕恶咳血,多是肺实咳嗽。

4. 呕吐、呃逆、嗳气和太息的闻诊　呕,是有声有物;吐,是有物无声;干呕,是有声无物。这三者是有区别的。虚寒证的呕吐,吐势徐缓,声较微弱;实热证的呕吐,吐势较猛,声音壮厉。

呃逆,古时又称哕,除了由于进饮食匆促或骤然吸触冷风引起呃逆的外,若是久病发生呃逆,多属预后不良。

嗳气,是逆气向上自胃出喉所致。当宿食不化时,多于食后嗳气,并有腐臭味;嗳气无酸味腐味,系属胃虚气逆,一般多见于老年人。

太息,就是时时吁长气,一般多见于情志抑郁,胸怀闷满不舒所致。

除了以上耳闻声音以外,还有以鼻闻嗅病气,用来诊断的。常见的有嗅口气、汗气及排泄物气等。

口出臭气,多属消化不良,或有龋齿,或口腔不洁;口出酸臭气,多是胃有宿食;口出臭秽气,多是胃热;口出腐臭气,多是内有溃腐疡疮。汗有腥膻气,多系风湿热之蕴于皮肤,津液受蒸变所致。痰有腥臭并有脓血,多为肺痈。大便臭秽为热;有腥气为寒。小便浊臭而色黄赤,多是湿热。放屁酸臭,多是宿食停滞等。

【原文】 声色既详,问亦当知。视其五入[1],以知起止。心主五臭[2],自入为焦,脾香肾腐,肺腥肝臊;脾主五味,自入为甘,肝酸心苦,肺辛肾咸。肾主五液,心汗肝泣,自入为唾,脾涎肺涕。

【提要】 阐明问诊的方法及五入的概念。

【注释】 [1]五入:声、色、臭、味、液分归五脏所主,各入所主之脏称之。

[2]臭:xiù 音秀。气味的总称。

【白话解】 明白了听声音(五声)与望面色(五色)的诊断方法以后,就应该了解问诊的方法与手段了。首先要了解五脏的所主有五声、五色、五臭、五味、五液,并详细询问其所苦以了解脏腑病变情况。以五臭来说,总体上由心所主,但又分别归入到五脏当中,焦入心,香入脾,腐入肾,腥入肺,臊入肝;以五味来说,总体上由脾所主,五脏所入分别为甘入脾,酸入肝,苦入心,辛入肺,咸入肾;从五液所主来说,总由肾脏所主,而又分属五脏,分别是心主汗液,肝主泪液,肾主唾液,脾主涎液,肺主涕液。

【按语】 诊病首先要问明白致病的原因,问清了病因,才能得知全部病情。因为有些症状和身体上的变化可以由医生察知以外,有些症状是患者自觉的,必须病人自述。其要点在于根据患者的"五入",才能知道病情的始末。

什么叫五入?根据古人的经验,以五脏来说,肺主五声,肝主五色,心主五臭,脾主五味,肾主五液的。但以声、色、臭、味、液来说,每一项又各分由五脏所主(如五声的肝呼、心笑、脾歌、肺哭、肾呻;五色的肝青、心赤、脾黄、肺白、肾黑等)。譬如心主五臭(焦、臊、香、腥、腐),脾主五味(甘、酸、苦、辛、咸),这种五臭、五味,都是来自自然界随着人们的喜爱嗜欲而进入人体的,即所谓五入。因此,在问诊时,要注意问病人对饮食五味的喜爱,以了解他的偏嗜和多食的情况,从而推知脏气的偏盛、偏衰和疾病所在哪一脏腑。同时,通过问诊,知道五液(汗、泣、唾、涎、涕)的排出情况,也可作为诊断的参考。

心是主五臭的,凡病人喜臭或恶臭,统主于心。其中又分为焦臭入心,臊臭入肝,香臭入脾,腥臭入肺,腐臭入肾。脾是主五味的,凡病人喜味恶味,统主于脾。其中又分为苦味入心,酸味入肝,甘味入脾,辛味入肺,咸味入肾。肾是主五液的,凡病人多液少液,统主于肾。其中又分为汗出于心,泣(泪)出于肝,涎出于脾,涕出于肺,唾出于肾。按照这种五脏分主臭、味、液的情况,医生可以通过问诊,根据病人对五臭、五味、五液的出入和偏喜偏恶来探索疾病的原因和可能发生在哪一脏。例如问诊得知病人素来喜食甜(甘)物的,从五味来说,如果适度的进食,是有助于脾的;但如果是过量的进甜食,过则必伤,后果是脾的运化反受影响,致生痰浊成为脾病。从五臭来说,焦臭是入心的,如病人对焦臭特别喜欢或对适当的焦臭药物感受较好,那么这就有心病的诊断意义了。从五液的排出来说,如病人经常流泪、哭泣,多为郁抑难解,皆宜从肝论断。当然对臭、味、液的偏嗜、喜恶,程度上是有不同的,同时也互有牵制、影响的,在问诊中要善于掌握,更须参合望、闻、切三诊,才能诊断确切。至于程度上的轻重和预后顺逆,一般和五声的微壮、五色的顺逆相同。

【原文】 百病之常,昼安朝慧[1],夕加夜甚,正邪进退,潮作[2]之时,精神为贵。不衰者实,困弱虚累。

【提要】 阐明病情随时间变化的道理及问精神情况以判断病情虚实的诊断方法。

【注释】 [1]慧:在这里作清爽平安解释,表示病情轻浅。

[2]潮作:如潮水涨落有时,变化有规律。

【白话解】 病情变化的一般规律是白天较为安定,早晨较为轻浅,傍晚病情加重而夜里病情转危。这是因为病情的变化与邪正力量的对比有关,在这种随时间起伏变化的过程中,精神状况至关重要。如见精神旺盛,多为元气壮实,正气强盛的表现;而若见精神软弱,困顿乏力,则多属脏腑气血亏虚,正气不足的表现。

【按语】 这节内容语出《灵枢·顺气一日分为四时》篇"夫百病者,多以旦慧、昼安、夕加、夜甚",一般地说,很多疾病,早晨总是比较轻松爽快些,中午前后比较安静些,到夜晚总是感到不舒服或加重些。这是由于在早晨的时候人的阳气开始生升,卫气开始运行,所以病人的精神也较轻爽。中午前后,人的阳气(正气)盛旺,正气就胜过邪气,所以病人的精神也较为宁静。到了晚上,人的正气开始衰退,邪气必然偏盛,所以病人感到不舒服,疾病也重些。半夜里,人的正气内藏,邪气正盛,所以疾病更沉重些,精神也就更感不支了。这是在一天一夜中正气与邪气进退的常规,也是疾病消长的常态。

所以在诊断正邪盛衰进退时,病人的精神是主要的。如果有些病人,在一日夜中,当正气退邪气进的时候,精神仍然不衰,说明病邪来潮时,邪气不能胜过正气,这是正气充实的现象。相反,如果当正气退邪气进的时候,病人精神困倦,衰弱难支,这是正气不能抵御邪气,是正气虚弱的现象。

【原文】 昼剧而热,阳旺于阳;夜剧而寒,阴旺于阴。昼剧而寒,阴上乘阳;夜剧而热,阳下陷阴。昼夜寒厥,重阴无阳;昼夜烦热,重阳无阴。昼寒夜热,阴阳交错。饮食不入,死终难却。

【提要】 阐明问昼夜寒热情况以判断阴阳盛衰的诊断方法。

【白话解】 白天属阳而热,凡病白天增剧烦热,而夜晚热退,是阳自旺阳分。夜属阴而寒,凡病夜增剧寒,而白天好转的,是阴自旺阴分。如见白天有寒,则是阴气偏盛,阴胜于阳的征象;如见夜晚有热,则是阳气偏盛,阳胜于阴的征象。如见白天与夜晚均有寒象,四肢厥冷,则是重阴无阳的征象;若见昼夜烦热,则为重阳无阴的表现。如是白天有寒而夜晚有热,提示阴阳错互,病变复杂;如见饮食不入,表明病情危急,预后不佳。

【按语】 白昼是属阳的,热也是属阳的,凡疾病白昼烦热增加而夜间比较安静的是阳当着交阳分的时候旺盛,这往往是病在气分,而血分是没有病的。夜是属阴的,寒也是属阴的,见疾病夜间寒厥增加而白昼比较安静的是阴当着交阴分的时候旺盛,这往往是病在血分,而气分是没有病的。凡疾病白昼寒厥增加而夜间安静的,是阴上乘于阳分的病。凡疾病夜间烦热增加而白昼安静的,是阳下陷于阴分的病。凡疾病白昼和夜间都有寒厥现象的,是重阴而无阳的病。凡疾病白昼和夜间都有烦热现象的,是重阳而无阴的病。凡疾病白昼有寒厥,夜间作烦热的,称为阴阳交错。凡疾病作寒厥、烦热而饮食不能进的,这种病情相当严重,预后也多数不好。

【原文】 食多气少,火化[1]新瘥。食少气多,胃肺两愆[2]。喜冷有热,喜热有寒。寒热虚实,多少之间。

【提要】 阐明问饮食多少及冷热喜好的诊断方法。

【注释】 [1]火化:火,胃中有热。指胃火过多,化食功能旺盛。

[2]愆:qiān。音千。这里作疾病解释。

【白话解】 饮食较多而气息不足神气不旺,多见于胃火过旺以及疾病新瘥之人;饮食较少而息粗上气喘促咳嗽,则是肺胃有病。如见喜冷食冷饮则是体内有热,喜热食热饮则是体内有寒。根据饮食多少,喜寒喜热情况就可以判断疾病的寒热虚实。

【按语】 饮食进得较多,精神气息也很正常,这是胃气盛的表现,正常的健康的人多是这样。若是饮食较多,但精神与气息都较衰少,一般是胃火旺盛或疾病刚刚瘥愈,胃气渐渐复原,需要饮食水谷的精气以充实身体而出现的思食贪食现象。若是饮食较少,而精神气息亦较衰少的,这也是正常的情况。

如果饮食较少而息粗气多,那是胃肺两脏有疾病;胃病而不能多进饮食,肺病而气上逆而息粗气多。

喜欢吃冷的饮食物,身体里多数有热;喜欢吃热的饮食物,身体里多数有寒。但还有虚实的区别:虚热的虽亦饮冷但不多,实热的喜饮冷就比较多了。虚寒的虽亦饮热但不多,实寒的喜饮热就比较多了。所以辨别虚寒、虚热、实寒、实热,还在于辨别喜欢吃冷热饮食多少的不同。

【原文】 大便通闭,关乎虚实。无热阴结[1],无寒阳利。小便红白,主乎寒热,阴虚红浅,湿热白泔。

【提要】 阐明问二便的诊断方法。

【注释】 [1]阴结:大便不通之属于阴者。

【白话解】 了解大小便的排泄情况可以判断病情的虚实,大便秘结又无热证,多属寒实阴结;大便泄泻如无寒象,多属阳实热痢。凡见小便红或小便白,可以判断寒热病证,浅红者多属阴虚有热,白如米泔水者多为湿热之证。

【按语】 大便的闭结或利下,关系到疾病的虚实。凡大便秘结不通,又没有内伤热证和外感热证,这是阴结便秘,属于寒实之证。凡大便利下的,很多是属脾胃虚或肾阳虚的。但如没有里寒证和外寒证,那就属于阳实的热痢了。这种阳实热痢,往往见有肛门热痛,大便有腐臭等征象。

小便颜色的红和白,可供分辨疾病属热和属寒的参考。小便色红为热,如果平时经常出现浅红或淡黄小便的,多数是阴虚证。小便色清白为寒,如果平时经常出现浑浊像米泔水一样的小便,是湿热之证。

[附] 以上五节,所讲的问诊方法,在诊断上有一定参考价值的。但是这几项问诊方法,从程序和内容上说不够完整。兹为了更适合临床需要,将比较常用的问诊方法,补充如下。

问诊是听取病人自己感觉的症状和变化,其目的是取得辨证施治的有关资料。因此,不能单靠病人自述,而是必须向病人按程序、有重点的询问,从而掌握病情的要点。

首先应该对病人的一般情况作一较完备的了解。如姓名、性别、年龄、职业、婚姻情况、籍贯、住址等。例如其中的籍贯住址一项,看来似乎意义不大,而实际上生活所在地的条件、气候对健康和疾病有密切的关系。如血吸虫病、钩虫病、大骨节病、瘿瘤病等一般在一定地区内流行,因而问籍贯住所对诊断上有很大的帮助。再是对生活习惯、饮食偏嗜等亦宜了解。例如前面提到的五臭、五味和饮食多少的问诊,就是探测脏腑寒热偏胜所必需的。另外问清吸烟、喝酒、饮茶等嗜好,对诊断湿证、痰证也有帮助。至于问疾病过程、起病和病史以及家属健康情况也多是不可缺少的。

明代医生张介宾在他的著作《景岳全书》的《十问篇》里说:"一问寒热二问汗,三问头身四问便;五问饮食六问胸,七聋八渴俱当辨……"后人又补充了"九问旧病十问因,再兼服药参机变;妇人尤必问经期,迟速崩闭皆可见;再添片语告儿科,天花麻疹需占验"。这个十问比较有程序、有要领,因此后世学习门诊,都推崇张氏的十问方法。

1. 问寒热　在寒的方面,有恶风与恶寒之分。恶风与恶寒,有表证也有里证,有寒证也有热证。在热的方面,有的热病人自己能觉到,也有的热病人自己不自不觉。辨寒热主要是辨外感内伤和虚实阴阳。例如外感证的寒热:发作突然,虽加衣被仍见恶寒,手背热高于手心的热,背部热甚于腹部热。内伤证的寒热:发作较慢,而寒热又往往间作,恶寒加衣被就减轻,手心热高于手背热,胸腹部热甚于背部热。

邪气较轻而正气较盛的,恶寒发热较轻;邪气正气都盛的,寒热亦较重;邪气盛正气衰的,恶寒重而发热较轻。又每日午后或傍晚发潮热的,一般以阴虚为多;畏寒而自汗,四肢感冷的为阳虚等等。

2. 问汗　凡是阳气亢盛或卫阳不固的,出汗都比较多,但前者属实,后者属虚。内伤证汗出,往往是阳虚不能固表,或阴虚不能摄阳。外感证腠理闭密的多无汗,为表实;腠理松疏者多有汗,为表虚。外感表实证,经发汗后,一般都是热退脉静身凉,但如外感暑湿等证,也往往汗出而邪不去,所以问诊中得知已出汗并不能认为外邪都已解除。

另外,日间醒时汗自出的,称为自汗,多属阳虚。睡眠中汗自出而醒后汗即止的,称为盗汗,多属阴虚。病人先作战栗而后汗出的,称为战汗,战汗是疾病过程中邪正相争的表现。如果战汗后热退脉静身凉,这是邪去而正气已安;如果战汗后身凉而脉转躁的,这是正气不能胜邪。所以战汗是疾病好坏的转折点,要合参四诊,了解清楚。

3. 问头身　询问头部的感觉,一般以头痛和头晕为主。分别头痛多以六经辨别：头痛后连项背的，多属太阳经；头痛在前额或连眉棱等处的，多属阳明经；头痛在两侧太阳穴的多属少阳经；头痛而重，并有腹满自汗的，多属太阴经；头痛连及齿，并有指甲发青的，多属少阴经；头痛上连巅顶的，多属厥阴经。总的说，头痛新作多为外感、火邪等邪气实证；久痛多为阴虚或阳虚等元气虚证。

头眩有新久虚实的不同。突然发作的眩晕，多是肝火上升或痰气不降；发作已久的眩晕，多是气血不足或肾气亏乏所致。另如湿痰留滞、清阳不升，也会发作眩晕。

问诊身体各部的感觉，除胸、腹、聋、渴等另加说明外，一般着重在问周身的疼痛感觉，特别是以腰背等部为主。凡是周身疼痛没有固定的地方，并且兼有表证的，多属外感风寒证。凡背痛牵及头项的，多为太阳经证。妇女产后身体疼痛又没有外感表证，多由血虚或瘀血滞于经络所致。凡臂、肘、膝。腕等关节处或身体其他部分固定或不固定的疼痛，多属风、寒、湿痹。凡是腰部绵绵作痛而冷，溲清便溏的，多为肾阳虚；腰痛而溲赤便秘的，多是肾阴虚；腰部重滞，腰以下感冷的，多为湿痛。

4. 问大小便　大便的秘结、溏泻和排出的情况感觉以及小便的多、少、不通利和遗尿，都必须通过问诊来了解。大便秘结并见舌苔黄燥，腹部硬满和潮热口渴的，多属实证热证。老年血虚津枯或妇人产后便秘，多属虚证。大便溏泻，排出物质薄而有腐臭，肛门口有灼热感的，多属热滞；大便清而腹痛四肢冷，舌白口淡的，多属里寒证；在每日天明前大便溏泻，称为五更泄，多属肾阳虚。暴吐暴泻,眼陷转筋的,是属霍乱;利下脓血粘稠,里急后重,次数频多的,多属痢疾。

口渴饮水多,小便亦多的,多属消渴证。小便次频数,量少色赤的,多属湿热证;小便频数而色质澄清的,多属下焦虚寒;小便频数而量少,排出时有涩滞感的,多属阴虚内热。小便不通利,除了老年人气虚和妇人怀孕者外,多属热证。小便癃闭不通,并有肿、胀、呕、喘的,多为预后险恶的重证。

5. 问饮食　问饮食的多少,可知脾胃的盛衰,凡患病时食量不减,病虽重亦多有转机。外感证饮食减少,多为脾胃气滞;内伤证饮食减少,多为脾胃气虚。

问饮食的同时,还要注意口味。口味发苦的,多为胆气上溢;口味发酸的,多为肝热;口味发辣的,多为肺热;口味发咸的,多为肾热;口味发甜的,多为脾浊上泛;口味发淡的,多为肠胃有湿所致。

6. 问胸腹　由于脏腑都在胸腹内部,所以问胸腹是较为重要的。凡胸胁苦闷,并有寒热往来的,多为少阳病。凡胸胁胀痛,情绪抑郁,脉弦的,多为肝气郁结。胸满、咳吐涎沫并有脉迟胸冷的,多为寒证痞满;烦渴脉数的,多为热证痞满。又胸满至心下而痛的,多为结胸证。

凡腹部痛,虚证多喜按,实证多拒按,寒证多喜进热或得热而痛减,热证多喜进冷或得冷而痛减。凡胃病,多在中脘部作痛,甚者手不可按。凡蓄血证,多自脐下到小腹部硬满而痛,但小便仍然通利;若痛而小便不利的,这是尿闭膀胱所致。肝气郁于血络,多见少腹痛。肠痈的痛处固定不移,疝气作痛自少腹牵引睾丸。虫痛则痛处移动无定,时作时止。

7. 问其他　除了上述以外,询问病人的听觉和视觉以及睡眠情况等,也很重要。

凡风邪和肾亏都能使得听觉发生障碍。耳内鸣响有虚有实:凡耳鸣声大,用手按之鸣声更大,多是实证;若耳鸣声细,用手按之鸣声减轻或停止的,多是虚证。

视觉障碍,两目昏糊,看物不清,无眼眵,赤睛等实热证象的,多为血气亏弱。若两目羞明,赤涩而痛,头面浮肿,胀痛恶风的,多为风热;多泪而睑缘溃烂的多是湿热。

睡眠不安,多见于高年气血虚衰患者。失眠而见心悸怔忡,恍惚不宁的,为心血虚衰。转辗不能入寐,胸窒气促,中脘滞闷,多为胃不和所致。口舌干燥,虚烦不眠的,为阴虚之证。

8. 问妇女小儿　由于妇女生理与男子不同,患病时就应该问清婚否、月经、胎产生育等情况。

妇女月经的问诊,首先了解周期是否正确,一般以28天为准,每次经行约在3～6天之间。若月经先期而行,经水色深或带紫黯,并有口干、脉数、腹痛,多为血热。月经后期,经水色淡,舌润、脉迟、腹痛,多为血虚。月经期一般不应有腹痛或只是极轻微的腹痛,若是腹痛明显的就是病态。一般经前腹痛,小腹部有胀满感,多属气滞血瘀。经后腹痛,小腹部没有其他感觉的,多属血虚有寒。

月经量极多,大下不止的名叫血崩;淋漓不断的,叫做经漏。色紫黯成块而腹痛的,多属热;没有块而痛的,多属冲任损伤或是中气下陷。月经期间突然中止,有由于怒气惊恐、受寒或夹杂热病等各种原因所致。至于月经不行,除了妊娠外,有属肝郁、血滞、血枯等各种原因。

白带的情况,亦是妇科问诊中不可忽视的。如脾虚带下多色白,量较多,质较稀,腰微酸;湿热带下,色白黄或赤,量较多,质稠粘,腰酸痛;肝郁带下,色多淡红,量不多,质淋漓或稠粘,并有胁下胀满;肾虚带下,多色白(肾阴虚的亦有赤带),量较多,质清稀,并有腰酸、头眩、目花。

他如妊娠恶阻以及产后恶露等,均是问诊中宜注意询及的。

至于小儿患病,自觉症状不会叙述,应该问其最接近的家属,以期掌握较多的诊断资料。例如麻痘及哺乳情况,起病的原因,以及父母健康等均应了解。

【原文】 望以观色,问以测情。召医至榻,不盼不惊,或告之痛,并无苦容,色脉皆和,诈病欺蒙。

【提要】 阐明诈病的诊断方法。

【白话解】 望诊是通过观察面色来诊断的方法,而问诊是通过询问病情来了解疾病情况的诊断方法。但当医生来到病榻前而病人没有出现期盼的表情与注意的神态,或者虽然主诉为疼痛,但并无痛苦的表情,诊察其面色与脉象也均平和无殊,则此病人很有可能是一种诈病欺蒙的情况。

【按语】 望诊中的色诊,只是用以推诊疾病的所在和部位,如果不结合问诊,是不足以推测诊断整个疾病情况的。一般说来,凡是病人听说医生来到病床旁边时,病人多数有注视医生或惊起以招呼医生的情态表现;如果病人见到医生来到病床边,不理会或毫无顾盼招呼的表示,可能是没病的人或者是性情骄纵的人才会这样。再是病人主诉身体上有痛苦,但是医生观察不出病人脸上有什么痛苦的表情,在望色和切脉方面,也没有什么异常发现,那么这个病人的主诉就值得怀疑了,也可能是病人故意欺骗医生的。

【原文】 脉之呻吟,病者常情。摇头而言,护处必疼。三言三止,言謇[1]为风。咽唾呵欠,皆非病证。

【提要】 阐明四诊合参以判断病情辨别真假的方法。

【注释】 [1]謇 jiǎn,音剪。迟钝的意思。

【白话解】 切脉之时闻见病人呻吟之声,是经常可以碰到的情况,询问病情之时,如见病者摇头而答,为病痛严重的表现,见病人以手护体,则所护之处必有疼痛。语言不利,时断时续,缓慢謇涩,是中风征象。而平常咽唾沫打呵欠,则非病态。

【按语】 当医生为病人诊脉时,病人不断地呻吟,这是由于病人被疾病痛苦所折磨,是常见的情况。若是病人在讲话之前,先摇头然后慢吞吞的讲话,这是极度痛苦,影响到讲话也十分不便所致。若是病人用手按覆在腹部,这是肚里疼痛;用手按摸头部,这是头痛;用手按在哪里,一般是哪里有所疼痛。当医生为病人诊脉时,病人讲话之中,常常停顿,好像想讲话一下又讲不出来,不讲又像要讲,这种表现,一般是中风证所现的言语謇滞的病状。但如病人没有中风证,那么出现这种吞吞吐吐讲讲停停的现象,就不是病态,可能是病人对医生不肯吐露真情的表现。

另外,当医生为病人诊脉时,病人只是咽唾沫或是打呵欠，这就不像有病的人。因为咽唾沫是里气调和的反映，打呵欠是阴阳和调的表现，有病的人很少是这样的。

这节和上节，主要是举出问诊结合望、闻来辨别疾病。至于提到病情，病人对医生不吐露真情等例子，为的是使医生不要被个别病人的假主诉所蒙蔽，不要根据虚假的现象而随便加以诊断治疗，而是要全面细致的观察病人才对。

【原文】 黑色无痛，女疸[1]肾伤，非疸血蓄，衄下后黄。面微黄黑，纹绕口角，饥瘦之容，询必噎膈。

【提要】 阐明望诊结合问诊的诊断方法。

【注释】 [1]女疸：即女痨疸。症见额上黑，微汗出，手足中热，薄暮即发，膀胱急，小便自利。

【白话解】 面见黑色而无疼痛，一般是女劳疸或肾脏病，或为瘀血证，或为衄血。如见面色微黄黑，皱纹环绕口角，也为瘀血病证。如见身体消瘦，多属噎膈。

【按语】 当病人面上出现黑色（或青黑色），一般的多属痛证；如果身上没有疼痛，就可能是由于肾虚内热肾阴损伤所致的女劳疸（女劳疸的症状是面额上发黑，微微汗出，手足心发热，膀胱部有急迫感觉，小便能正常通利等）；如果又不见有女劳疸的证候，那么就可能是瘀血蓄积在里。凡是由于瘀血蓄积在里的面色发黑，往往在出现吐血、衄血或下血以后，黑色就渐渐褪去，面色由黑转黄，这是因为瘀积得到排除的缘故。

当病人面上出现微黑而黄，也就是浅浅的黧色，同时在嘴角也出现一些皱纹，像这样的病人也有可能是蓄血证;如果不是蓄血证,就往往是患噎膈病,由于吞咽哽噎而不能进饮食,缺乏饮食濡养所致。

【原文】 白不脱血,脉如乱丝,问因恐怖,气下神失。乍白乍赤,脉浮气怯,羞愧神荡,有此气色。

【提要】 阐明恐怖、羞愧情况下出现面色白的诊断方法。

【白话解】 面色白而非脱血之证,诊其脉象又见乱如丝线,再结合问诊得知病缘于恐慌惧怖,这时的面色㿠白乃是因为惊恐气下以致神失所舍之故。又如见到面色乍白乍红,诊脉见浮象,而问诊又有神气怯懦表现者,可能是因为羞愧而导致神失所藏之故。

【按语】 病人出现面色发白,按一般说,是失血的虚弱颜色,切诊病人的脉象,搏动得象乱丝一样。通过问诊,可以知道是由于受了恐怖所致。为什么受了恐怖,面色就会发白呢?根据古人的经验,"恐则气下",恐怖之后血就随着气下降,所以脸上就缺乏血色而出现苍白无神的颜色了。

病人面上一会儿白,一会儿红,脉象浮,呼吸虚怯,这是一种气血不定、神气不安的现象。通过问诊,可以知道是由于受了羞愧所致。为什么受了羞愧,面色就会一阵白一阵红,脉象会浮,呼吸会虚怯呢?根据古人的经验,受了羞愧,就会气收,呼吸就出现虚怯;感到惭愧,神情就动荡不安,脉象就浮。

上面举出的两种例子,是说明如何将望色、切脉和问诊三者结合起来,以分析情况诊断疾病的方法。总的说来,作为一个医生,不仅是医治疾病,还必须了解病人,既要诊病,又要观察病人,掌握情况,调查研究,认真分析,全面考虑,临诊不乱,灵活运用四诊方法,才能得到正确的诊断结论。否则就现象论现象,不加分析,就会妄加诊治了。

【原文】 眉起五色,其病在皮。营变蠕动,血脉可知。眦目筋病,唇口主肌,耳主骨病,焦枯垢泥。

【提要】 阐明面目五官五色改变的主病诊断。

【白话解】 两眉之间出现颜色改变,其病在于皮肤;脉络色泽改变及血脉搏动改变,可以测知营血;目眦眼睛五色改变,表示筋脉有病;口唇出现色变,表示肌肉有疾;两耳颜色改变,如同污泥一样焦枯灰黯者,多主骨病。

【按语】 从观察印堂、脉管、眼目、唇口、耳等外表色泽的变化来诊断疾病。这条和下面接连的两条,都是古人诊病的所谓"杂法"。

凡在两眉之间印堂部出现异常的颜色(原文的五色,是指不同于正常面色的异常色),疾病在于皮表;因为印堂是肺的部位,而肺是主皮毛的,所以说病在于皮。凡见到脉管起异常色泽而且蠕蠕搏动的,疾病在血脉,因为营行血脉。凡见到眼睛和眼角出现异常颜色的,疾病在于筋;因为眼目是肝之外窍,肝主筋,所以说病在于筋。凡见到嘴和唇出现异常的颜色,疾病在于肌肉;因为唇口是脾之外窍,脾主肌肉,所以说病在于肉。凡见到耳朵出现异常颜色,疾病在于骨因为耳是肾之窍,肾主骨,所以说病在于骨;若耳轮出现枯槁焦垢似乎有泥污一样,亦是属于骨弱枯萎,不能荣泽于外的表现。

此处的"营变蠕动"虽作血管脉道解,以营行脉中而卫行脉外之故,但根据上下文义,五官与五色结合参伍诊断来看,似可认作反映营血情况的舌体色泽与舌态,这是从"心开窍于舌"以及"舌为心之苗"与血脉相关的道理上加以分析。同时将营变蠕动看做舌变蠕动,与其余四脏论述体例相同,可作参考。

【原文】 发上属火,须下属水,皮毛属金,眉横属木,属土之毫,腋阴脐腹。发直如麻,毛焦死故。

【提要】 阐述根据毛发部位分属与形状表现来诊断疾病的方法。

【白话解】 头发生在巅顶,五行属火;胡须生于颏下,五行属水;皮肤毫毛,五行属金;眉毛的部位,五行属木,归属于肝;腋下二阴脐腹部位的毫毛,五行属土,分属于脾。如见头发枯直如麻,毫毛焦枯无华,则五脏精气内伤,预后不佳。

【按语】 头发生长在头部上面,属心,五行属火。胡须生长在颜面下方,属肾,五行属水。周身的汗毛属肺,五行属金。眉毛横长在面部,属肝,五行属水。腋毛、阴毛以及脐部腹部的毫毛属脾,五行属土。须发毫毛虽然以它所生的部位不同而分属于五脏,但是都为血液濡养所生,因此在正常无病的情况下应该是非常光亮润泽的。如果患病而头发直而乱,或是胡须、毫毛出现槁枯的情况,说明血液衰败,疾病预后是不好的。

【原文】 阴络从经,而有常色;阳络无常,随时变色。寒多则凝,凝则黑青;热多则淖[1],淖则黄红。

【提要】 阐明络脉望诊方法

【注释】 [1]淖:nào 音闹。形容雨后路上的烂泥。这里指沾濡的意思。

【白话解】 阴络从属于阴经,而阳络归属于阳经,阴络在内,颜色比较稳定,阳络在外,其色随四时而有改变。如因寒邪侵袭,则血脉凝泣不通,络脉就会出现黑青色;如因热邪侵犯,则血液运行加速,络脉就会出现黄红色。

【按语】 络脉有阴络和阳络的分别。随着阴经的络,是阴络;随着阳经的络,是阳络。阴络深在内,阳络浮在外。由于阴络在内,不能看到,只是从经常的外面色泽去论治,所以说有常色;而阳络浮在外表,浅而可见,一般随着四时的变化而改变它的色泽,根据它的色泽而诊治,所以说"阳络无常"。然而阳络虽有色泽的变异,但亦不外乎出现青黑色和黄红色的区别。一般出现青黑色,往往显示脉络凝滞的状态,多属寒证;出现黄红色,往往显示脉络沾濡的状态,多属热证。

【原文】 胃之大络,名曰虚里,动在乳下,有过不及,其动应衣,宗气[1]外泄,促结积聚,不至则死。

【提要】 阐明虚里诊法。

【注释】 [1]宗气:也称大气,积于胸中,由水谷精气与自然清气结合而成。

【白话解】 胃的大络,名称叫做虚里,其部位相当于左乳下心尖搏动处,以手触按可见搏动。虚里的表现可以诊断五脏的太过与不及,若见虚里搏动应衣,则是宗气外泄的表现;如见虚里搏动结代不齐,则是内有积聚之象;若虚里搏动不应手而至,则是死证。

【按语】 虚里,是指胸部左乳下第四、五肋的部位。胃的大络虚里,是从左孔下开始贯穿隔而连络于肺的,这个脉络的搏动,好似影响到衣服实则是不振动衣服的。胃是水谷之海,脏腑经络都依靠它的濡养,所以它是诸脉的宗气所在。正常虚里的搏动,虽有一定的强度,但是不致于振动衣服,这是宗气适度的现象。若是搏动得过于微弱。似乎一点也觉察不到搏动,这是宗气内虚的不及现象;若是搏动较强,甚至从衣服外面似乎也觉察到振动的,这是宗气外泄的太过现象。

若是人气喘得很厉害,搏动而有歇止,这是宗气不守,病在中焦的现象。若是搏动三、四下停一下,或搏动五、六下停一下,这是有积聚在里面的现象;若是搏动断绝停而不至的,这是死亡的现象。这些都是古人诊视虚里的经验。

虚里穴在左胸肋之间,里面正是心脏,探索虚里的搏动情况以审诊疾病的变化,古人颇为重视。认为虚里是诸脉所宗,又是胃的大络,诊虚里可以辨疾病的轻重。具体诊察虚里方法,是用手按触,凡虚里搏动应手,有一种动而不紧,缓而不急的感觉,就是正常的宗气存于胸中的无病征象。若是搏动得很微弱,手按触上去感觉也不很显著的,这是宗气内虚,反之,如果搏动得很剧烈,连衣服外表也可觉察到振动,这就是宗气外泄的病态了。除这以外,虚里的搏动亦有一时很厉害,不久即恢复原状的,这往往是由于某些因素如受惊恐、忿怒、酒醉、奔跑之后,常常如此,这与前面所谈的就有区别了。

在另一种情况下,以手按触虚里,搏动似乎有断绝的现象,但是病人其他证象上并没有什么危险严重的死证出现,这往往以患痰饮病、食积和疝、瘕等病的为多见。至于诊断虚里搏动断绝停止的死证时,不光是以按触虚里一穴而已,还必须对其他脉搏跳动处也进行诊察,如果他处也是停止跳动,才是确诊死候的依据。

【原文】 脉尺[1]相应,尺寒虚泻,尺热病温,阴虚寒热,风病尺滑,痹病尺涩,尺大丰盛,尺小亏竭。

【提要】 阐明尺肤诊察方法。

【注释】 [1]尺:尺肤。指两手从关脉至尺泽穴之间的皮肤。

【白话解】 切脉还应与诊察尺肤相结合,如见尺肤寒,多主虚泻;尺肤热,多主温热病或阴虚证。如尺肤滑则为风病,尺肤涩则为痹证。尺肤大为体质强,尺肤小多为精气亏。

【按语】 尺,是指两手从关脉至尺泽穴之间的皮肤,又叫尺肤(按即从肘部内侧至掌后横纹处)。《灵枢·邪气藏府病形篇》说:"脉急者,尺之皮肤亦急;脉缓者,尺之皮肤亦缓;脉小者,尺之皮肤亦减而少气;脉大者,尺之皮肤亦贲而起;脉滑者,尺之皮肤亦滑;脉涩者,尺之皮肤亦涩。"意思就是说,脉来得急促,尺部皮肤也显现紧急;脉来得徐缓,尺部的皮肤也显得弛缓。脉象小,尺部的皮肤也瘦薄而少气;脉象大,尺部的皮肤也好像突起似的;脉象出现滑,尺部的皮肤也滑利;脉象现涩,尺部的皮肤也现涩滞。因此,脉象和尺肤是相应的。

诊察尺部皮肤以区分疾病的方法是:尺肤作寒(同时脉象小),一般多为泄泻或是气虚等病。尺肤发热(同时脉盛而躁),一般多是温热病。也有尺肤发热属于阴虚寒热劳瘵病的。尺肤发滑,柔润光泽的,一般多为风病。尺肤涩滞不润滑的,一般多为痹病。尺肤的皮肉丰盛壮满,多属气血盛的人。尺肤的皮肉亏竭瘦削,多属气血虚的人。

古代医生因为受历史条件的限制,对病人进行全身的诊察,有所不便,因而十分重视诊尺肤。《灵枢·邪气藏府病形篇》将对病人的气色、脉象与尺肤的关系,看做"桴鼓相应",好像用木槌击鼓,随即会发生响声一样的密切,不会有什么差错。也将这种关系看做"本末根叶"的关系,好像树根死了,树叶也必然枯萎一样的生息相关。因而认为如能完全掌握察色、辨脉和观察尺肤三方面,就是最高明的医生。

明代医生汪石山对诊尺肤很有经验。他说:"既诊三部,而再探其尺肤,可以得其身之冷暖,形之肥瘠,肤之疏密,可以知其浅深、内外、新久之病情。"这确实是从临诊实践中得出的体会。

【原文】 肘候腰腹,手股足端。尺外肩背,尺内膺[1]前。掌中腹中,鱼[2]青胃寒。寒热所在,病生热寒。

【提要】 阐明肘臂鱼际诊察方法。

【注释】 [1]膺:yīng 音英,指胸部。

[2]鱼:指鱼际,多指大鱼际。

【白话解】 肘膊部位能够诊察腰和腹的疾病,手部能够诊察大腿和足部的疾病。小臂内侧能够诊察肩部和背部,小臂外侧能够诊察胸部疾病。手掌可候腹部疾病。如果发现鱼部有青色,表示胃中有寒。见到膊、臂、肘、手、掌的任一处出现了寒冷，就是它所主候的那一部分有寒；若见到臑、臂、肘、手、掌处出现了发热，就是它所主候的那一部分有热。

【按语】 肘的上部（即上臂）叫做臑，肘的下部（即小臂）叫做臂，臑与臂之间的关节部叫做肘。小臂的内侧叫做尺，尺的外侧也就是小臂，手大指本节以后叫做鱼。

古代医生在区分了肘臂部位名称后，就分别以肘臂的不同部位，来诊候疾病。将肘上的臑部以候腰和腹，将手以候大腿和足部，将小臂以候肩部和背部，将尺部以候胸部，将手掌以候腹部。除了将各部分候以外，如果发现鱼部有青色，或出现青脉，这多数是胃中有寒的病征。当见到臑、臂、肘、手、掌等哪一处出现了寒冷，就是它所主候的哪一部分有寒；若见到臑、臂、肘、手、掌等哪一处出现了发热，就是它所主候的哪一部分有热。

有关手足的按诊方法，除了上节和本节所讲的接尺肤、辨肘臂等以外，按诊手足临床上多用以测候寒热。见病初起，手足俱冷的，多属阴寒；时常感到手足怕冷的，多属阳虚。凡内伤病，劳役饥饱不节的，患病多见手心热比手背盛；凡外感风寒的，患病多见手背热比手心热为显著。按诊手足湿冷，可候阳气的存亡。

有关小儿手掌足胫的按诊方法是：足心热，多为热证；足胫冷，多为寒证；手指尖冷多生惊厥；中指独热，多主外感风寒；中指梢头独冷，多为麻痘将发之象。若是掌心冷而十指或开或合的，多为不治之证。这种古代医生的经验，虽然不是绝对如此，但也是学习按诊手足所应该了解的。

【原文】 诊脐上下,上胃下肠。腹皮寒热,肠胃相当。胃喜冷饮,肠喜热汤。热无灼灼,寒无沧沧[1]。

【提要】 阐明脐腹部诊察方法。

【注释】 [1]沧沧:寒冷的意思。

【白话解】 脐部上下的诊察方法是脐上属胃,脐下主肠,再结合腹部皮肤的寒热,可以诊察肠胃的寒热。如见胃中有热,多喜冷饮;肠中有寒,多喜热饮。饮用之时,应注意热汤不宜过烫,冷饮不宜过凉。

【按语】 脐部以上多是反映胃疾患的,脐部以下多是反映肠疾患的。按诊脐上、脐下腹部皮肤的或寒或热,以诊断胃肠的有寒有热。凡是胃中有病,每每喜进冷饮;肠间有病,则多喜过热汤,这是明显的证候。但是在给这些胃肠病人进热汤和冷饮时,应该注意,进热汤不可过于灼热,给与冷食不可过于寒凉;应该适当的调节饮食的寒温,才不致于使病人由于恣意进食而加深他的病患。

按诊脐部,实际包括诊心下和腹部在内。脐上诊胃部,亦即与胸骨以下古人称作心下的部位接近。《伤寒论》中提到诊心下的软硬和压痛与否,以辨别胸痞证或结胸证。凡心下膨满,按之坚硬而觉疼痛的,这是结胸证;如心下膨满。

按之濡软,或硬满而无压痛的,是结痞证。至于腹满,也以按诊腹部而区别属实属虚。凡按腹部有充实感觉和有弹力的感觉,有压痛而大便闭结的,多为实证腹满;若是腹部虽有膨满,但是按之软弱,也无压痛,多为虚证腹满。清代医生张石顽曾经说过:"凡痛,按之痛剧者,血实也;按之痛减者,气虚血燥也;按之痛减,而中有一点不快者,虚中夹实也。内痛外快为内实外虚,外痛内快,为外实内虚。"这些辨别痛证的经验,对我们辨诊脐腹疾患,亦有一定参考价值的。

【原文】 胃热口糜,悬心善饥。肠热利[1]热,出黄如糜。胃寒清厥,腹胀而疼。肠寒尿白,飧泻[2]肠鸣。

【提要】 阐明胃肠寒热病证的诊察方法。

【注释】 [1]利:下利。指痢下之物。

[2]飧泻:飧,sūn 音孙。指泄泻。

【白话解】 胃中有热,症见口腔糜烂,心中嘈杂,容易饥饿;肠道有热,可见痢下灼热,大便色黄,粘稠如糜。胃中有寒,症见颜面发青,四肢不温,腹胀而痛;肠道有寒,则见小便清白,肠鸣泄泻。

【按语】 胃里有热,火气上发,所以出现口糜(按口糜是由阳旺阴虚,膀胱湿水泛滥,脾经湿热瘀郁,久则化为纯热,热气熏蒸胃口,以致满口糜烂,色红作痛,甚则连及咽喉,不能饮食)。不仅有口糜,而且常感心里发空,容易饥饿。肠里有热,则泻排粪便亦有热感,粪便色黄而外形象稠浓的粥。胃里有寒,颜面发青,出现冷厥和腹部胀痛。肠里有寒,则小便色白,肠鸣而泄泻。这里所讲的,只是限于有关胃肠寒热的部分诊断方法,在实际运用上应该与前面提到的问诊中问胸腹参照施用。

【原文】 木形之人,其色必苍。身直五小[1],五瘦五长[2]。多才劳心,多忧劳事。软弱曲短,一有非良。

火形赤明,小面五锐[3]。反露偏陋,神清主贵。重气轻财,少信多虑。好动心急,最忌不配。

土形之状,黄亮五圆[4]。五实五厚[5],五短[6]贵全。面圆头大,厚腹股肩。容人有信,行缓心安。

金形洁白,五正五方[7]。五朝五润[8],偏削败亡。居处静悍,行廉性刚。为吏威肃,兼小无伤。

水形紫润,面肥不平。五肥五嫩[9],五秀五清[10]。流动摇身,常不敬畏。内斯外恭,粗浊主废。

【提要】 阐明人体木、火、土、金、水五种体质的形象特征及性格特点。

【注释】 [1]五小:指小头、小手足。

[2]五瘦五长:指颜面瘦而长。

[3]五锐:即锐面,指面形尖锐。

[4]五圆:指面圆。

[5]五实五厚:指颜面大而丰满壮实。

[6]五短:指手足短。

[7]五正五方:指颜面方正。

[8]五朝五润:指精悍瘦小,身体轻捷。

[9]五肥五嫩:指面庞肥满丰隆,腮部宽大。

[10]五秀五清:腰部瘦小清秀,背部较长。

【白话解】 木形体质的人,表现的特征是:面为苍色,小头,长面,大肩,平背,直身,手足小。其性格特征是有才干,劳心,体力差,经常忧劳工作。如见到身体虚弱,弯曲短小的特征时,则是一种不好的现象。

火形体质的人,其身形表现的特征是:面小尖锐,牙齿宽,肩背髀腹发育良好,步履稳重,神清气贵。其性格特征是讲究义气,轻财好义,缺少信用,多疑善虑。如见好动心急,则是一种不好的表现。

土形体质的人,其身形特征是:面黄而光亮,丰满而肥硕,面圆头大,肩背发育好,腹大,大腿和足胫肌肉丰满,手足短而圆浑,四肢胸腹丰股肩健壮。其性格特征是:气度雍容,温文尔雅,为人有信,行动周全而内心安定。

金形体质的人,其身形特征是:面方色白,身全娇小,精悍瘦削,身体矫健。其性格特征是:居处安静威严,清正廉洁,刚正不阿,善于作官吏。如见头小,肩背小,腹小,手足小等,均是正常的表现。

水形体质的人,其身形特征是:面部肥大不平,大头宽腮,肩小,腰小,背长,身体清秀,行动时身体摇摆。其性格特征是:我行我素,自命清高,常常是不尊敬人也不惧怕人。如见内心斯文而外表恭敬,粗浊不清,则是不好的表现。

【按语】 以上是根据《灵枢·阴阳二十五人篇》的内容,即按阴阳五行学说,把禀赋不同的各种体形,归纳为木、火、土、金、水五种类型的人。并叙述他们的肤色、体形、禀性、态度等方面的体质差异和生理特征。这种通过观察形态以判断人的类型的古典方法,还需作进一步探讨。

【原文】 贵乎相得,最忌相胜。形胜色微,色胜形重。至胜时年[1],加感则病。年忌七九,犹宜慎恐。

形有强弱,肉有脆坚。强者难犯,弱者易干。肥食少痰,最怕如绵。瘦食多火,著骨难全。

【提要】 阐明不同体质类型望色与望形结合的诊法要点。

【注释】 [1]胜时年:运气流行中五行相胜之年。

【白话解】 不同体质类型之人的诊察方法,重要的还要与面色及时间相结合。最忌讳出现与面色相克的情况。如见形胜色，则病情较轻；色胜形则病情较重。不同体质类型之人，如遇见运气流行中五行相胜之年，则容易感邪致病；如年岁遇七或九时，更宜多加注意。

形体有强壮弱小的不同，肌肤皮肉也有固密壮实的区别。形体壮实，肌肉强健者，病邪不易侵犯；而体质虚弱，肤理疏松者，容易得病。如外形肥胖而饮食量少，应是有痰，再如按之像棉絮一样，预后多属不良；形体瘦削而见饮食量多，多属有火，如见形削骨立，肉干著骨，则预后极差。

【按语】 望诊必须注意形与色的配合以及形体肥瘦强弱的不同表现，从而准确判断病情。

例如：木形的人，如果面色见青，这叫做形色"相得"，是正常现象。若见黄色或白色，这叫"相胜"，是患病的征象；其中见黄色的叫做"形胜色"，患病比较轻微；见白色的叫做"色胜形"，患病比较严重。至于年忌，这是古代的迷信，没有价值。

另外，五形之人，有强弱之分。强的则加感之邪难以侵犯，弱的则加感之邪易予干犯。所谓强，就是能正常饮食而身形肥壮；若是饮食少而外形肥胖，那就不是强而是痰；若是身形肥而按上去像棉絮一样，这叫做无气，是不好的现象。所谓弱，就是指饮食少而瘦削的；如果饮食多而瘦，那就不是弱而是火，身形瘦削的最怕肉干著骨，这种消瘦的现象是极不好的。

【原文】 形气已脱，脉调犹死；形气不足，脉调可医。形盛脉小，少气休治；形衰脉大，多气死期。

【提要】 阐明望形体与诊脉的关系及预后判断。

【白话解】 形肉已失,少气衰弱,即使脉搏仍有调和之象,预后也多不良;若是形气不足,而见脉象调和,则属可治之列。形体壮盛而脉见小象,又见少气无神之人,则预后不佳;如形体衰惫而见脉大,又见多气上逆之证,预后也多不好。

【按语】 根据古人的经验,见病人形气已经衰脱,即使他的脉象仍然和调,也是预后不佳的。因为形脱了就无以贮存气。形与气都虚,而寸口的脉仍然和调,一般说是可以医治的病,因为形气并没有相失的缘故。形体丰盛肥壮,而脉象却小并少气的人,是气不能胜形,形体衰弱消瘦,而脉象大并多气的人,是形不能胜气,这二种征象,都是预后不良的。

【原文】 颈痛喘疾,目裹[1]肿水,面肿风水,足肿石水[2]。手肿至腕,足肿至踝,面肿至项,阳虚可嗟[3]。

【提要】 阐明水肿病的鉴别诊断。

【注释】 [1]目裹:指上下眼睑。

[2]石水:即水肿,多属阴水。

[3]嗟:juē,音撅。叹息的声音。

【白话解】 颈部人迎脉跳动明显而痛,多为喘证;两眼上下眼睑浮肿,多属水气病。面部浮肿,属于风水;足胫浮肿,属于石水。手肿至腕部,足肿至踝部,面肿至头项等病证,如见阳虚,治疗上都要引起注意。

【按语】 这节是讲几种肿证的诊断方法。观察病人,若见颈部人迎脉跳动显著的,往往是喘证比较剧烈。有水气病的病人,它的两眼上下眼睑多有浮肿。水肿中有一种风水证,是从脸上先肿起的,颈部的人迎脉搏动得也很厉害,并且还有恶风,脉浮(有时浮洪,有时浮紧),有时有热,或骨节疼痛身重等症,这是属于阳水的。又一种叫石水证,是从足胫部先肿起的,并有脉沉,腹满,不气喘等症状,这是属于阴水的。若是从手肿起到手腕,或是从足肿起到足踝,从面肿起到颈项等,则往往是阳气虚结的严重证候。不属于水肿范围。

【原文】 头倾视深,背曲肩随,坐则腰痿,转摇迟回,行则偻俯[1],立则振掉[2],形神将夺,筋骨尪[3]颓。

【提要】 阐明望形态的诊断方法。

【注释】 [1]偻俯:偻,身体屈曲不伸;俯,行动不便,必依附于他物而行。

[2]掉:diào,音吊。振摇的意思。

[3]尪。huì,音会。病的意思。

【白话解】 头部低垂,目光深陷,脊背弯曲,肩膀下垂,腰部坐则难以挺直不能转动,行动不便必须依附他物而行,站立时身体摇晃不定等等,都是形体病态,神气将失,筋骨颓废的表现。

【按语】 《素问·脉要精微论》里在提到头、背、肩、腰等出现衰败体状时曾经这样说:五脏为人身的根本,根本巩固则身体强健。头藏脑髓,脏腑的精气,皆上升于头,所以头是精明之府;若头倾斜而目陷无光,是精神将败的形象。五脏居于胸中,五脏的俞穴皆在背,故背为胸中之府;若肩和背都弯曲,是府将败坏的现象。肾位居于腰,故腰为肾之府;若腰痛而不能转动,是肾气将败的现象。筋是主管关节屈伸的,膝为大关节之一,所以膝为筋之将,膝部屈伸不利,必须曲腰扶杖才能行路,这是精将衰惫的现象。髓居骨内,故骨为髓之府,不能久立,行则振摇颤动,这是髓虚而骨将衰惫的现象。

 凡见到上述筋骨衰败形体惫颓的现象,都反映出形神将夺,多属于疾病到了严重危殆的阶段。

四诊心法要诀下

【原文】 脉为血府,百体贯通。寸口[1]动脉,大会朝宗。

【提要】 阐明寸口脉可以诊病的生理基础。

【注释】 [1]寸口:两手桡骨动脉应手之处,约长一寸,又称为脉口或气口。

【白话解】 脉管是血液运行的通道,循行周身,无处不到。寸口部位桡动脉搏动之处,是反映脏腑气血情况的所在,也是所有脉管朝会相聚的地方。

【按语】 《素问·脉要精微论》说:"脉者,血之府也。"全身血液的运行,都是脉管贯通,环流周身,所以说脉是血之府。《难经·一难》说:"十二经皆有动脉,独取寸口,以决五脏六腑死生吉凶之法,何谓也? 然,寸口者,脉之大会……寸口者,五脏六腑之所终始,故法取于寸口也。"寸口,就是两手桡骨动脉应手的地方,这处的脉约长一寸多些,所以叫做寸口,又称为脉口或气口。寸口包括寸、关、尺三部,以掌后高骨处为关部,关前为寸部,关后为尺部。根据人体经脉的循行部位来说,寸口应该属于手太阴肺经的动脉。肺主气而朝百脉,同时寸口又为脾胃之气所归,脾胃为五脏六腑气血之海,所以全身脏腑经脉气血的情况,都可以在寸口脉上体现出来,所以说"寸口动脉,大会朝宗"。

切诊是四诊之一,分为脉诊和按诊两部分。脉诊是按脉搏;按诊是对病人身体上肌肤、手足、胸腹以及其他部位的触摸按压等,就像前面讲到过的按虚里、按尺肤等即是。这里和以下各节所讲的都是切脉,根据脉搏的变化,可以测知人体阴阳盛衰、邪正消长的情况,在中医诊断上占有重要地位。正如上面提到过的,脏腑之气,通于血脉;血脉又周布全身,以运行气血,因此机体的变动,能从脉象上反映出来。

【原文】 诊人之脉,高骨[1]上取,因何名关,界乎寸尺。

【提要】 阐明寸关尺三部的切脉方法及关部名称由来。

【注释】 [1]高骨:手腕部高突处,相当于桡骨茎突部位。

【白话解】 切脉时首先要确定寸关尺部位,关部相当于手腕高骨部位,以关为界限进行部位确定,关前为寸,关后为尺。

【按语】 凡是诊脉,不论病人或坐或卧,应该先使被诊的人平置手于脉枕之上,手掌仰天,手背朝下,使手伸展舒适不可强直用劲。注意不能使病人坐卧下位,而高举手诊脉;也不可使病人坐卧高位,而下垂手诊脉,总宜平臂为妥。另外病人带有手表、饰物等,都宜暂时卸除,这样可使血脉流行较顺,不致影响脉象。手掌后面即手腕部有高骨隆起(即桡骨茎突)的内侧凹陷中即是关部。医生诊脉时宜手掌朝下,将食指、中指、无名指三指适度布开,先以中指按定关部,然后再下食指、无名指,分别按在寸部和尺部。如见病人手臂腕部较长寸口部位较阔的,医生三指宜适当疏开些;病人手臂腕部较短寸口部位较狭的,医生三指宜适当紧密些;婴儿手腕短小,可以食、中两指代替三指按诊脉象。

《学古诊则》一书上,曾认为按脉还应该用指端,使得灵敏易感觉。书中说:"人之三指,参差不齐,必使指头齐平,节节相对,方可按脉。但三个指头的皮肉不同,食指最灵,中指则厚,无名指更木厚,故必用指端棱起如线者名指目,以按脉之脊……,若惜其爪甲之长,留而不去,止以指面厚肉诊脉,则不灵矣。"这也是值得我们参考的。

由于诊寸口先下指在关部,然后布食指于寸部,布无名指于尺部,而关部又界于寸尺两部之间,故名为关。

【原文】 至鱼一寸,至泽[1]一尺,因此命名,阳寸阴尺。

【提要】 阐明诊脉寸与尺部位名称的由来。

【注释】 [1]泽:尺泽,相当于肘横纹处。

【白话解】 从高骨到鱼际约为一寸,从高骨到尺泽约为一尺,故以此命名。寸部主上焦属阳,尺部主下焦属阴。

【按语】 从高骨(即桡骨茎突)前到掌后的鱼际,大约有一寸,因此叫做寸。从高骨下到肘横纹端的尺泽穴,约长一尺,因此叫做尺。寸、关、尺三部合起来总称寸口,约共占一寸多的部位。寸、关、尺三部是配候脏腑的。寸部是候身体上部的,所以属阳;尺部是候身体下部的,所以属阴(见图1)。

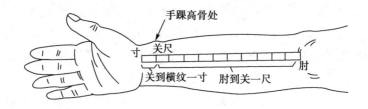

图1

【原文】 右寸肺胸,左寸心膻[1]。右关脾胃,左肝膈胆。三部三焦,两尺两肾,左小膀胱,右大肠认。

【提要】 阐明寸关尺三部脏腑定位。

【注释】 [1]膻:膻中,指心包络。

【白话解】 右手寸部主肺与胸,右关主脾与胃,左手寸部主心与膻中,左关主肝胆与横膈。两手尺部主左右肾脏,左尺又主小肠膀胱,右尺主大肠。寸关尺三部各分主上中下三焦。

【按语】 寸、关、尺各部的浮候和沉候的不同,都分别反映脏腑情况。按照古人"浮外候府","沉内候脏"的经验,右手寸部浮候管胸中,沉候管肺。左手寸部浮候管膻中,沉候管心。右手关部浮候管胃,沉候管脾。左手关部浮候管膈和胆,沉候管肝。左右两尺部都是候肾的,左尺浮候管小肠和膀胱,右尺浮候管大肠也管膻中(膻中里面即心包络的部位)按照这种配候脏腑的方法,五脏各配一个脉的部位,只是肾处在左右两尺。

这种寸、关、尺配候脏腑的方法,是根据《内经》上所列分配三部的诊法为主的。《内经》还概括的将两手寸、关、尺三部分候上、中、下三焦,即以寸候胸中,主上焦;

关候膈中主中焦。尺候腹中，主下焦。这样的分法，虽较简单，但也包含了位在上、中、下焦的有关脏腑在内了。如上焦就包括了心、肺、膻中，心包；中焦就包括了肝、脾、胃、胆；下焦就包括了肾、大肠、小肠、膀胱等在内。

后人根据《内经》三部分候的诊脉法，又曾有各种不同学说，例如有一种脉诀将大小肠配于寸上，以三焦配于左尺，以命门配于右尺，而没有提到手厥阴的心包络。元代的滑寿以左尺候小肠、膀胱及前阴之病，以右尺候大肠及后阴之病。这些都是独特的实践心得。

诊脉部位的配合脏腑，历代以来有很多学说。但总的分为三部九候和独取寸口。关于三部九候法下面要专门介绍，这里不作讲解。至于寸口配脏腑，后世医家有不少经验，比较知名的有下面几种（见表7）：

表7：寸口分配脏腑的几种学说

	寸		关		尺	
	左	右	左	右	左	右
王叔和	心 小肠	肺 大肠	肝 胆	脾 胃	肾 膀胱	肾 三焦
张景岳	心 心包络	肺 膻中	肝 胆	脾 胃	肾 膀胱 大肠	肾 三焦 命门 小肠
李濒湖	心 膻中	肺 胸	肝 胆	脾 胃	肾 膀胱 小肠	肾 大肠

上表列举的几家学说，实际上都是以《内经》为依据。他们的不同点仅仅是在于大、小肠和三焦而已。所以虽说有各家不同学说，也只是大同小异，因此我们在实际应用独取寸口的诊断法时，原则上按本书寸、关、尺分配脏腑为准（见表8）。

表8:《医宗金鉴》寸关尺分配脏腑

	左手		右手	
寸	心(沉)	膻中(浮)	肺(沉)	胸中(浮)
关	肝(沉)	膈、胆(浮)	脾(沉)	胃(浮)
尺	肾(沉)	小肠、膀胱(浮)	肾(沉)	大肠(浮)

　　根据表8,临床上也可灵活运用。如左尺候肾与小肠、膀胱,右尺候肾与大肠。结合各家学说和滑寿的经验,可以左右两尺均候肾及小腹,这样也就包含着小腹部的大、小肠及膀胱了。

　　另外,当临诊遇到病剧证危时,可不分寸、关、尺,但分浮、中、沉,左手诊心、肝、肾,右手诊肺、脾、命门,以候各脏疾病。这种诊法,也可适用于老年人、久病或虚弱病人、妇人产后等。

　　当然,寸口的寸、关、尺三部因为是处在手太阴肺经的循行部位,所以反映的是脏腑之气,并不是各部脉与脏腑有直接贯通的。正如李濒湖说的:"两手六部皆肺经之脉,特取此以候五脏六腑气耳,非五脏六腑所居之处也。"

　　【原文】　命门属肾,生气之原。人无两尺,必死不痊。

　　【提要】　阐明命门的重要性及尺脉候命门的诊断意义。

　　【白话解】　命门位居于两肾之间,亦属肾,是人体元阳之本,生命活力之源。如切脉见两尺无脉,则提示命门火衰,预后不佳。

【按语】 两肾的中间,叫做命门。由于命门居于两肾之中,所以也属于尺脉。根据《难经》的说法,命门是人体中各项神情所归聚之处,也是原气所维系的地方,男子以命门藏精,女子以命门系胞,它的气是和肾相通的。

命门和各脏腑的关系是很密切的,肾和命门是元阴(肾)和元阳(命门)寓居之处,它们是阴阳互根的关系。命门和心,心为君火,命门真阳是相火之源,两者在性质上起同气相求、相得益彰的关系。命门和脾,命门为先天,脾是后天,后天脾土的生化,是依赖于先天命火温养的,所以命门和脾也有着不可分割的密切关系。命门又是三焦相火的发源地,与肺密切关联,所以《难经》称命门为呼吸之门、三焦之原。命门的阳气是十二经脉之根,命门阳气通过督脉而传达十二经脉,并与脑、肾、膀胱均有密切联系。所谓"肾间动气",即生气之原,是脏腑之本、经脉之根、呼吸之门、三焦之原。因此,命门衰竭,生命也就结束。所以如果诊断病人两尺脉没有了,就是生气断绝,不能痊好的征象。

【原文】 关脉一分,右食左风。右为气口,左为人迎。

【提要】 阐明从关脉诊断风证与食证及辨明气口、人迎的方法。

【白话解】 关脉部位确定以后,如见右关紧则主伤食,左关紧则主伤风。同时也有右寸为气口,左寸为人迎的说法。

【按语】 前面提到寸口的寸、关、尺三部约共占一寸多一些的地位，一般认为占一寸九分光景。根据寸部候身体上部属阳，尺部候身体下部属阴的这一"阳寸阴尺"的说法，寸口部位共约长一寸九分。寸。关、尺各占三分之一，每份约六分有余。这里所说的"关脉一分"，是指的关上一分，这个部位按左右两手说，是分别配候肝胆和脾胃的。诊左关出现紧盛的脉象，这主要是伤风证。诊右关出现紧盛的脉象，这主要是伤食证。这是因为肝胆主风，脾胃主食，所以说"右食左风"。

按：诊脉有人迎、气口的不同。本来，人迎的解释，一是指的颈侧结喉两旁应手处的动脉（见《灵枢·寒热病篇》）。二是指的左手寸部的动脉（见《灵枢·终始篇》）。三是指的人迎穴，即夹结喉两旁一寸五分的地方（见《灵枢·根结篇》）。气口即是寸口。晋代的王叔和在他著的《脉经》里，首先提出"左寸为人迎，右寸为气口"的说法，但是在临床实际中，往往并不如此。然而这种说法，亦曾经被后世的部分医家所采用，所以也作为一家学说而流传保存下来。按照上述《灵枢经》各篇的记载，人迎主要是指的颈部的动脉（即颈侧动脉），它是属足阳明胃经的，主候胃气。而气口是手高骨侧之动脉（即桡骨动脉），它是属手太阴肺经的，主候十二经脉之气。由此可见王叔和所说是不妥当的。

【原文】 脉有七诊，曰浮中沉，上竟下竟，左右推寻。

【提要】 阐明论述切脉七种方法。

【白话解】 切脉的七种方法分别是：浮、中、沉、上、下、左、右。

【按语】 脉有七诊,即浮、中、沉、上、下、左、右。推寻脉象一般只在这七法中探求。浮,就是轻下手指,在皮脉之间所感到的脉;诊浮脉,只是探求腑的病和表证。中,就是相比浮候略重些,手指在肌肉之间所感到的脉,诊中脉,主要是候胃气,并探求半表半里证。沉,就是下指较中候更重,手指在筋骨之间所感到的脉,诊沉脉,主要是探求脏的病和里证。上、下,就是《素问·脉要精微论》所说的:"……上竟上者,胸喉中事也。下竟下者,少腹、腰股、膝、胫、足中事也。"上的意思就是指两寸部,上竟上是指的寸以上的部位,反映喉部、胸部等疾病;下是指两尺部,下竟下是指的尺以下的部位,反映少腹、腰部、腿股部、小腿和脚的疾病(《医宗必读》又认为:上者,即于寸前一分取脉;下者,即于尺内后一分取脉)。左、右,就是指的左右两手。

[附] 上面讲的浮、中、沉、上、下、左、右七诊,主要是推寻取脉的方法,与《素问·三部九候论》所讲的脉象七诊是不同的;与后人指诊法的七诊亦不完全相同。今附录《素问·三部九候论》脉象七诊和后世诊法七诊,以供参考:

《素问·三部九候论》所讲的脉象七诊是:"何以知病之所在?曰:察九候,独小者病,独大者病,独疾者病,独寒者病,独陷下者病,七诊虽见,九候皆从者,不死。"

后世的七诊,皆指诊法。即:①静心以存神。②忘外以涤虑。③均呼吸以定中气。④轻按于皮肤之间,以探其腑脉。⑤稍重按于肌肉之间,以探其胃气。⑥再重按于脉上,以探其脏脉。⑦上寻鱼际,下寻尺泽,以求其终始。

【原文】 男左大顺,女右大宜。男尺恒虚,女尺恒实。

【提要】 阐明正常情况下男女脉象表现的生理差异。

【白话解】 正常情况下男女脉象表现一般是男子左脉稍大,两尺脉常虚,女子右脉稍大,尺脉常实,这是一种正常的生理差异。

【按语】 古人常以天、地、阳、阴、左、右等取类比象的方法来理解人的男女性别差异的。在这一基础上,结合了实践,认为诊察男女脉象,男子以左手脉大为适宜,女子以右手脉大为适宜。并认为男子常以寸脉较坚实而尺脉较虚软为多;而女子则常以寸脉较虚软而尺脉较坚实为多。总的说,女子脉象较男子为濡弱一些。

【原文】 又有三部,曰天地人。部各有三,九候名焉。额颊耳前,寸口歧锐[1]。下足三阴,肝肾脾胃。

【提要】 阐明论述三部九候遍诊切脉方法。

【注释】 [1]歧锐:指歧骨与锐骨。

【白话解】 切脉还有上中下三部,每部各有天地人三候,故称作三部九候法。头面部的天地人三候为额、颊与耳前;手部天地人三候为歧骨与锐骨之间;足部天地人三候分别主候肝肾与脾胃。

【按语】《素问·三部九候论》将人体分头面为上部,手为中部,足为下部,是根据"十二经中皆有动脉"以这一方法来遍诊全身动脉的诊法。以三部为切脉的部位,而三部中又各有天、地、人三候。合而为九,所以叫做三部九候。

以上部的头面说,上部的天,是指的两额部的动脉,就是相当于额两旁的额厌穴(鬓发上,入发际5分)处,是足少阳脉气所循行到的部位。这里的动脉主要是候头角之气的。上部的地,是指的两颊部的动脉,就是大约在地仓穴(平口角旁开四分,近下有脉微动)和大迎穴(当咬肌前缘附着于下颌缘处。为骨陷中的动脉)处,是足阳明脉气所循行到的部位,这里的动脉主要是候口齿之气的。上部的人,是指的两耳前面的动脉,就是大约在和髎穴(耳前锐发下横动脉中)处,是手少阳脉气所循行到的部位,这里的动脉主要是候耳目之气的。

以中部的手说,就是寸口部位,指寸口的歧骨锐骨脉动处。中部的天,即手掌后经渠穴(在寸口动脉陷中)处,是手太阴脉气所循行到的部位,这里的动脉主要是候肺气的。中部的地,是指的两手大拇指和食指歧骨之间的合谷穴的动脉,是手阳明脉气所循行到的部位,这里的动脉主要是候胸中之气的。中部的人,是指的两手掌后锐骨下面神门穴(在掌后锐骨之陷中)的动脉,是手少阴脉气所循行到的部位,这里的动脉主要是候心之气的。

以下部的足说,下部的天,是指的气冲穴(腹脐下横骨两端,腹股沟上部)下三寸阴股中的五里穴,是足厥阴脉气所循行到的部位,这里的动脉主要是候肝之气的。下部的地,是指的两足内踝后跟骨旁边的大溪穴,是足少阴脉气所循行到的部位,这里的动脉主要是候肾之气的。下部的人,是指的箕门穴(大腿内侧,当缝匠肌之内缘),是足太阴脉气所循行到的部位,这里的动脉主要是候脾胃之气的。

上面所说的三部九候,概括诊察了一身经隧之气。上部天、地、人各脉,主要是察头面五官。中部天、地、人各脉,主要是察胸部心肺。下部天、地、人各脉,主要是察肝、肾、脾胃。根据古人的经验,三部九候的脉象都必须相应,若发现一候独特,就是病态。观察这种独特的脉发现在什么部位,就可以知道病在什么地方。反映这种独特脉象的,往往有陷下沉伏,体象的或大或小,至数的或快或慢,总的凡出现太过或不足的,都属病脉。《素问·三部九候论》还说:若是三部九候都不相应,疾病就不免危殆。若是上下、左右的脉象虽与病相应而像石臼捣谷似的参差不齐,这样的病就较严重。若是上下、左右的脉象都不相应而其至数又错乱不可数的,就是难治之证。若中部的脉象虽独调而与其他脏气不相应的,也是不治之证。又若中部的脉象减弱于上下两部的,这是中气衰败不能受纳水谷的现象,以及目眶内陷等象,都属极严重的病证。

三部九候的诊法,是一种古代的遍诊法,由于它要遍按及全身上、中、下各部,运用时比较不方便,因此后世医生采用本法的已不多了(见表9)。

表9:三部九候遍诊法表

上部(头面部)
- 天——足少阳(颔厌穴)——候头角之气
- 人——手少阳(和髎穴)——候耳目之气
- 地——足阳明(地仓穴、大迎穴)——候口齿之气

中部(手部—寸口)
- 天——手太阴(经渠穴)——候肺气
- 人——手少阴(神门穴)——候心气
- 地——手阳明(合谷穴)——候胸中之气

下部(足部)
- 天——尺厥阴(五里穴)——候肝之气
- 人——足太阴(箕门穴)——候脾胃之气
- 地——足少阴(太溪穴)——候肾之气

【原文】 寸口大会,五十合经[1]。不满其动,无气必凶。更加疏数[2],止还不能。短死岁内,期定难生。

【提要】 阐明正确的切脉方法及诊满五十动的意义。

【注释】 [1]经:经常、平常。

[2]疏数:脉搏忽快忽慢,没有规律。

【白话解】 寸口诊脉的方法是必须静候五十动,如五十动内出现歇止现象,加之脉来无气,则预后多不良。如见脉来忽快忽慢,毫无节律,歇止而迟迟不复等现象,短期内就可能会有危险产生。

【按语】 古人候脉的常法,必须满五十动。它的意义是:一方面可以了解五十次搏动中有没有歇止的脉象;另一方面也说明诊脉不可草率了事,必须辨清脉象才对。当一个五十动还辨不清楚时,也可以延至第二、第三个五十动。

《灵枢·根结篇》说:经脉之气,在一日一夜中,周行于体内五十次,借以运行五脏的精气,倘有太过或不及,不能适合周行五十次的次数,就是失常态了。所谓运行五十周的作用,主要是使五脏能够普遍地接受到精气,这可以从寸口切脉的部位上去计算脉的搏动次数,而测知气的盛衰。如果在五十动中一次也没有歇止,说明五脏健全,精力充足;若在四十动中有一次歇止的,其中有一脏不正常;在三十动中有一次歇止的,其中有二脏不正常;在二十动中有一次歇止的,其中有三脏不正常;在十动中有一次歇止的,其中有四脏不正常;不满十动就有一次歇止的,是五脏都不正常的脉象。根据歇止的脉象,估计出五脏之气还能支持到多久,就可以预定死期了。若脉动忽快忽慢极不规律,或是歇止之后久久不再搏动,这更是短期中就要发生危险的现象了。

诊脉在五十动之间,脉搏没有不匀,也没有间断,这是气血正常运行之象;若不到五十动而已经不调或出现断续歇止,可见气血不相连续,自然是预后不良的严重现象。至于《灵枢》上面所说的四十动中一歇止是一脏不正常等,甚至有的书上说:"一脏无气,四年死;二脏无气,三年死…"的说法,尽管它的原意是想说明歇止脉越多严重程度越大;但是这些说法,不免过于机械了。

总之,诊脉应该仔细耐心,辨清脉象、至数,不可草率从事。如果一时按脉感觉不出什么,那么时间不妨长一些,一个五十动,两个、三个五十动都是可以的。

【原文】 五脏本脉,各有所管。心浮大散,肺浮涩短,肝沉弦长,肾沉滑软。从容而和,脾中迟缓。

【提要】 阐明五脏本脉(平脉、正常脉象)的表现。

【白话解】 五脏各有其正常的脉象表现,心脏的平脉表现为稍浮、大、散的脉象;肺脏的平脉表现为稍浮、涩、短;肝脏的平脉表现为稍沉、弦、长;肾的平脉表现为稍沉、滑、软;脾脏的平脉表现为稍中和、迟、缓。五脏平脉总体上应该表现为从容和缓,不快不慢,中和有神的表现。

【按语】 诊脉首先能识别正常的五脏脉象,然后才能进一步辨别病脉,五脏各有它特有的本脉,这种脉象不属于病脉范围。

肝的平脉,它的搏动比较软弱,好像碰到长竹竿的梢那样有一种远来迢迢的感觉,包含了微缓和弦长的脉象。心的平脉。它的搏动好像累累的一连串珠子,接触手指端甚为圆满滑利,像是触到了光滑的玉珠子一样。脾的平脉,它的搏动柔和而稳健,但又匀净分明,好像鸡爪践踏土地一样,有一种轻缓的势道,亦有一些微微软弱的冲和之气。肺的平脉,它的搏动像是榆树荚落下来那样轻浮和缓,包含着微毛的脉象。肾的平脉,它的搏动按下去比较坚实,但没有沉伏不振的势道,既有坚实的感觉,但又不过于坚实,包含着一种阴里藏阳,微微坚实的脉象。

五脏的本脉,就是平脉。这种正常的脉象,一定要有胃、有神、有根。所谓胃,就是胃气。脉是以胃气为本的,正常人脉象不浮不沉,不急不慢,从容和缓,节律一致,就是有胃气;不但平脉如此,就是病脉,不论浮、沉、迟、数,但有冲和之象,都是有胃气的表现。所谓神,就是脉来柔和。不仅平脉要有神,即如微弱的脉,微弱之中不至于无力的就是有神;又如弦实的脉,弦实之中仍带有柔和的就是有神。总之,脉的有胃、有神,都是具有冲和之象,有胃即有神,所以在临床上胃与神的诊法一样。所谓根,就是说要存有肾气。人身十二经脉,全靠肾间动气为生发。肾气的存在,好比树木的有根,枝叶虽然枯萎,只要根本不坏,就有生机。肾气未绝,脉必有根。有根,具体指的尺脉沉取应指而有力,就是有根的表示。

【原文】 四时平脉,缓而和匀。春弦夏洪,秋毛冬沉。

【提要】 阐明四时平脉的表现。

【白话解】 脉象的表现还与四时季节气候的变化

有关,总体上应该表现为和缓从容,均匀有神。春天的脉象应该表现为微显弦象,夏天的脉象表现为稍显洪大,秋天的脉象应该表现为稍显浮象,冬天的脉象应该表现为稍显沉象。

【按语】 根据人与自然相应的理论,自然界有四时阴阳的变化,人处在自然界中也就有相应的变化。正常人的脉由于受外界因素的影响,四时各有所不同。

春季三月,六部脉都会微显弦象,这是因为春季阳气初升,万物始生,肝水当令,但是冬天的严寒还没有去尽,人体气机有受约束的征象,所以脉象见到端直而长,形状像弓弦一样,称为弦脉。夏季三月,六部脉都会微显洪象,这是因为夏季万物盛长,心火当令,脉气来势盛而去势衰,这称为洪脉(又叫钩脉)。秋季三月,六部脉都会微显浮象,这是因为秋天万物收成,肺金当令,阳气刚衰,脉气来势洪盛已减,来急去散,出现轻虚而浮的浮象(又称毛脉,意即指脉象应指轻如毛)。冬季三月,六部脉都会微显沉象,这是因为冬天万物潜藏,肾水当令,脉气的来势沉而搏指,好像应指有力得像石头一样,所以又称石脉。除了春、夏、秋、冬四时时脉外,长夏万物生发已尽,没有什么紧束之势了,所以脉来也缓而微带濡弱。这种时令不同,脉象也随之不同,是正常的自然情况。但四时时脉,都应该有一种不快不慢,缓而和匀的脉象,才是平脉。

【原文】 太过实强,病生于外。不及虚微,病生于内。

【提要】 阐明太过不及脉象的表现及主病特

点。

【白话解】 脉象表现为太过有余的强实之象者,是病主于外;表现为虚微不足之象者,是病主于内。

【按语】 四时有春暖、夏暑、秋凉、冬寒的气候变迁,而五脏脉象也与之相应。但当由于外因中的风、寒、暑、湿、燥、火六淫之邪的侵袭时,就可以影响平脉,出现洪、大、紧、数、弦、长、滑、实等太过的现象。而内因中的喜、怒、忧、思、悲、恐、惊等情绪所伤,亦会影响平脉,出现虚、微、细、弱、短、涩、濡、芤等不足的现象。

【原文】 饮食劳倦,诊在右关,有力为实,无力虚看。

【提要】 阐明饮食劳倦致病虚实证的切脉方法。

【白话解】 饮食劳倦引起的疾病,可以从右关部位的脉象表现加以诊察。如见右关有力,多为实证;见右关无力,则为虚证。

【按语】 凡疾病一般有三种原因,即外因、内因和不内外因。外因是风、寒、暑、湿、燥、火六淫之邪所感,内因是喜、怒、忧、思、悲、恐、惊七情所伤,不内外因是不属六淫和七情的,由于饮食所伤和劳倦所伤等。饮食过度伤及胃腑,极度劳倦伤及脾脏。右手关部是候脾胃的,所以饮食劳倦所伤的病,一股反映在右手关脉。饮食有形伤胃,为有余的实邪,所以右关脉出现有力;劳倦无形伤脾,为不足的虚邪,所以右手关脉出现无力。不仅是不内外因的饮食劳倦致病可以从脉象的有力、无力以诊断属实、属虚,即使是其他原因所致的各种疾病,不论它出现阴、阳、浮、沉、迟、数、滑、涩、大、小等各种脉象,凡是脉来有力的都属实,脉来无力的都属虚。

【原文】 凡诊病脉,平旦[1]为准,虚静宁神,调息[2]细审。

【提要】 阐明诊脉时间及注意事项。

【注释】 [1]平旦:即清晨。

[2]息:即医生呼吸气息。

【白话解】 一般情况下医生诊视病人的脉象,应以清晨时间最为恰当,同时在诊脉时要充分集中注意力,凝神静气,调整呼吸,细心体察。

【按语】 诊脉常以清晨(即平旦)比较相宜。因为清晨是阴阳交会的时候,阴气还没有被扰动,阳气尚没有被耗散,病人经过一夜的休息,神情体力比较宁静,也没有吃过食物,所以他的经、络、气、血处在正常的平宁状态。也就是说,经脉没有充盛,络脉比较调匀,气血也没有升散动乱。在这个时候诊脉,比较容易诊断出异乎正常脉象的病脉来。当然,这是说清晨病体内外环境比较安静,诊脉选择这个时间是最好的,但并不是说其他时间就不能诊脉了。遇有疾病,随时都可以诊脉,不可由于拘泥在清晨诊脉而耽误病人。只要在诊脉之前,让病人略为休息一下就可以了。

另外,不仅要掌握诊脉的时间,以及要在病人处在气血宁静的状态下。而医生本身也必须宁静身心,摒除其他思虑,集中思想,匀调呼吸,然后开始诊脉。使得全神贯注在按脉手指的感觉上,细细的加以辨别,这样才能精确地诊出所反映的脉象来。不可在病人面前有轻率的举止或流露惊吓紧张等面色。

【原文】 一呼一吸，合为一息。脉来四至，平和之则。五至无疴，闰以太息[1]。三至为迟，迟则为冷。六至为数，数则热证。转迟转冷，转数转热。

【提要】 阐明正常人的脉象表现及迟、数脉的主病。

【注释】 [1]闰以太息：闰是加的意思。言平常人于常息之外，偶而有一息甚长的情况。

【白话解】 一呼一吸作为一息，脉搏跳动四次，是平和正常的状态。如果偶有五次，也属无病现象。如一息脉来三次，则属迟脉，迟脉主病有寒；如一息之中脉来六至，则为数脉，主病热证。脉象迟数变化的诊断是脉见迟象则为有寒，脉见数象则属有热，脉愈迟寒愈重，脉愈数热愈盛。

【按语】 古代的医生诊脉，是用自己的呼吸次数去衡量病人的脉搏至数的。所以对病人的脉至都以一息几次计算。所谓一息，就是指的一呼和一吸。上节提到医生在诊脉之前，应该调匀呼吸，做到"平息"，这样诊出的脉至快慢就比较准确。

一般在一呼气的时间，脉动两次；一吸气的时间，脉动也两次，这样一息之间脉动四至，是正常平和的现象。如果一息之间，脉动五至，仍然属于正常无病的范围。为什么这样说呢？因为一般人的呼吸速度，总是有时长些快些，有时短些慢些的。譬如在三次呼吸之中，必然有一次呼吸比较长些；在五次呼吸之中，也必然有一次呼吸比较长些。这种比较长的呼吸，古人称为"太息"。太息是一呼一吸之间的空隙，所以有时脉来五至，这不是病脉，仍然属于平常无病人的脉象。因为这不是由于脉动得急快，而是呼吸由于太息而延长了一些的缘故。

另外,古人认为有些个性比较急躁的人,有时脉搏也比较急快些,像这种人的脉搏一息五至也不算病态。

一息而脉动三至,比一息四至的正常现象略慢一些,这是属于迟脉的不及之象,迟脉是主寒证的。一息而脉动六至,比一息四至的正常现象略快一些,这是属于数脉的太过之象,数脉是主热证的。比迟脉更慢的脉至,表明寒证更加深些、重些;比数更快的脉至,表明热证更加深些、重些。如果一息仅仅只有二至,甚至一息一至,这是阴寒已极,阳气即将尽脱的败证;如果一息脉动七至甚至八至、九至,这是热证至极,阳极阴衰的脱证。凡是一息脉动一、二至,或八、九至的,多属较难挽救的严重病证。

【原文】 迟数既明,浮沉须别。浮沉迟数,辨内外因。外因于天,内因于人。天有阴阳,风雨晦[1]明。人喜忧怒,思悲恐惊。

【提要】 阐明浮、沉脉主病诊断。

【注释】 [1]晦:huì 音会。昏暗的意思。

【白话解】 了解了迟数脉的主病以后,还要辨别浮沉脉主候内因与外因致病的情况。浮主外因致病,邪气由外而感;沉主内因致病,病邪由内而发。外因指的是天地自然中的六淫之邪,内因则是喜怒忧思悲恐惊的七情内伤之邪。

【按语】 浮脉的诊法,是轻下手指,在皮脉之间所感到的脉象;按得稍重一些,脉就稍稍减一些,但是并不觉得空洞,指头轻轻提举,则又稍显出有余之象的就叫浮脉。是一种"轻取即得"的脉象。沉脉是下指重,手指在筋骨之间所感到的脉象；指头渐松脉象渐减，渐重脉象渐显的叫沉脉。是一种"轻取不应，重按始得"的脉象。

浮脉是候表证的，沉脉是候里证的。表证一般由外因所致为多。自然界的风、雨、阴、晴等各种自然现象的变化，往往亦是使人感受外因的因素之一。尽管表证多由外因所致，但是风、寒、暑、湿、燥、火六淫的侵袭人体其中使人出现表证浮脉的，又以风、寒二邪为主。里证一般由内因所致。但是也有由于不内外因饮食所伤，使得肠胃积滞，出现沉脉的。

【原文】　浮沉已辨，滑涩当明。涩为血滞，滑为气壅。

【提要】　阐明滑、涩脉主病诊断。

【白话解】　浮沉清楚以后，还要明辨滑涩脉的主病诊断。涩主瘀血停滞，滑为气机壅塞。

【按语】　滑脉的脉形是流利应指，涩脉的脉形是艰涩而滞。按滑、涩两脉来说，见到滑脉的，多是因痰、因气、因食所致的气机壅塞的病证。见到涩脉的，多是由于津伤或湿痹所致的津血涩滞的病证。

由于脉象繁多，不易掌握，古代医生就进行了分类归纳。元代的滑寿主张以浮、沉、迟、数、滑、涩六脉来统括各种脉。他认为不论有多少种脉，但总的都离不开部位、至数和形状三个方面。浮、沉两脉，浮脉是反映外表和上部病证的，沉脉是反映内部和下部病证的，也就是说，全身的部位，可以从这两脉大体反映出来。迟、数两脉，迟脉是反映一息三至的较慢的至数，数脉是反映一息六至的较快的至数。以迟、数为标准,就可以统括看出太过、不及的脉动来。滑、涩两脉,统括了脉形上的流利和艰滞。所以脉象虽多,不属部位,即属至数,不属至数,即属形状,总的不出浮、沉、迟、数、滑、涩六脉的范围。以主病来说,浮为阳、为表、为风、为虚;沉为阴、为里、为湿、为实;迟为在脏、为寒,为冷;数为在腑、为热、为燥;滑为痰气阻,涩为气血滞。

后人为了更易掌握各脉,曾经提出将病分列为表、里、寒、热、虚、实六类。而脉象则以浮、沉、迟、数、虚、实六脉相应,将这六脉作为诸脉的提纲。除了浮、沉、迟、数以外,将虚脉、实脉代替滑脉、涩脉,也是一种比较清楚而便于初学切脉的方法。

【原文】 浮脉皮脉,沉脉筋骨。肌肉候中,部位统属。

【提要】 阐明浮、中、沉切脉方法。

【白话解】 浮脉的切诊方法是轻下手指,在皮脉之间体会脉搏变化;沉脉的切诊方法是重按至骨,在筋骨之间体会脉搏变化;浮沉之间属于中候,是按至肌肉以体会脉搏变化的诊脉方法。

【按语】 浮,就是轻下手指,在皮脉之间所感到的脉;中,就是下指比浮候略重些,手指在肌肉之间所感到的脉;沉,就是下指较中候更重,手指在筋骨之间所感到的脉。

皮脉、筋骨都是以部位来定名的,而这个部位又从上下来体现。凡是脉因部位而定名的,都统归属于浮、沉两脉。心肺两脏,都是由浮部反映的。为什么呢?因为肺主皮毛,心主血脉,从皮毛、血脉的部位体现心、肺疾患,所以说"浮脉皮脉"。肝、肾两胜,都是由沉部反映的。为什么呢?因为肝主筋,肾主骨,从筋骨的部位体现肝、肾疾患,所以说"沉脉筋骨"。而肌肉介于皮脉和筋骨之间,亦即处在浮部和沉部之中,所以说"肌肉候中"。

【原文】 浮无力濡,沉无力弱,沉极力牢,浮极力革。

【提要】 阐明濡、弱、牢、革脉象表现。

【白话解】 浮而无力的脉称为濡脉,沉而无力的脉称为弱脉,沉而有力的脉是牢脉,浮而有力的脉是革脉。

【按语】 脉诊时从浮、沉两脉的有力无力,又分化出濡、弱、牢、革四种脉。

浮而无力的脉象,叫做濡脉。濡是一种细软而浮的脉象,古人形容濡脉的形状,说是像绸衣飘浮在水里一样的软绵无力。《四诊抉微》认为濡脉就是软脉。

沉而无力的脉象,叫做弱脉。弱是一种细软而沉的脉象,古人形容弱脉的形状,说是指按时好像要断绝一样。

浮而极有力的脉象,叫做革脉。革是一种外坚中空的脉象,古人形容革脉的形状,说是浮而搏击手指,好像按在鼓皮上一样,外面很坚实,但再按下去就中空了。

沉而极有力的脉象,叫做牢脉。牢是一种实大弦长的脉象,古人形容牢脉的形状,说是沉而坚实,下面好像有根一样。

【原文】 三部有力,其名曰实。三部无力,其名曰虚。

【提要】 阐明虚、实脉的表现。

【白话解】 浮中沉三部皆有力的脉是实脉,三部皆无力的脉是虚脉。

【按语】 按脉浮、中、沉三部都有力的,叫做实脉。实是一种三部脉或举、或按都有力的脉象。它的搏动好像贴住手指一样,很紧迫有力。古人形容实脉的形状,说是好像石块投击到手指上那样的感觉,可见它的有力了。

按脉浮、中、沉三部都无力的,叫做虚脉。虚是一种三部脉举指没有力,按指很空虚的脉象。它的搏动空泛无力,软弱而大。古人形容虚脉的形状,说是好像手指按在棉纱绳子上那样的感觉,可见它是多么无力了。

【原文】 三部无力,按之且小,似有似无,微脉可考。

【提要】 阐明微脉的表现。

【白话解】 浮中沉三部皆无力,按之脉来细小,似有似无者,是微脉的形象。

【按语】 按脉浮、中、沉三部非常无力,形状很小,好像有脉,又好像没脉的,叫做微脉。微是一种三部都极轻极软,似有似无,像要失去,又没有失去的脉象。古人形容微脉的形状,说是极细极软,若有若无,手指似乎按在棉线上一样的感觉,可见它的软弱而小了。

【原文】 三部无力,按之且大,涣漫不收,散脉可察。

【提要】 阐明散脉的形象。

【白话解】 浮中沉三部皆无力,按之脉大,涣散无根,至数不齐者,是散脉的脉象。

【按语】 按脉浮、中、沉三部时,非常无力,脉形很大很涣散而不集中的,叫做散脉。散是一种三部都浮散,举指感到浮散而不聚,按指感到漫无根蒂的脉象。古人形容散脉的形状,说是形体散乱,像浮飘的杨花,重按不见;又好像同秋天的云彩一样,很容易散去,指按上去满指虽有感觉,但是并不聚集,散漫不明来去,也没有根脚。

【原文】 惟中无力,其名曰芤[1]。推筋着骨,伏脉可求。

【提要】 阐明芤脉与伏脉的脉象表现。

【注释】 [1]芤:kōu,音抠。浮大中空无力,如按葱管。

【白话解】 浮沉二部有力而中取无力者,是芤脉的脉象表现;需推寻至筋骨方测知脉象者,是伏脉的表现。

【按语】 按脉浮、沉二部有力,中部无力的,叫做芤脉。芤是一种浮、沉、上、下两旁都见脉形,而中间独空的脉象。古人形容芤脉的形状,说是"如按葱管",是一种浮大无力,中间独空的脉象。

按脉沉部,触到筋骨才觉到脉象的,叫做伏脉。伏是一种重按才见,甚至伏而不见的脉象。古人形容伏脉的形状,说是贴着筋骨的处所,才隐隐见到细沉的脉形,而在浮、中两部是不可能得到的。

本节和以上四节共提到了濡、弱、牢、革、实、虚、微、散、芤、伏等十种脉。这十种脉都是以浮、中、沉三部部位的切按法来区别各自的脉形部位的。所以都统属在浮、沉两脉范围之内。

【原文】 三至为迟,六至为数。

【提要】 阐明迟、数脉的脉象表现。

【白话解】 脉来一息三至者为迟脉,一息六至者为数脉。

【按语】 一息三至的,叫做迟脉;一息六至的,叫做数脉。一般在临床上所见迟脉一息脉动不超过四至,数脉一息脉动超过五至。

迟脉、数脉,都是以脉的至数而得名。因此凡是以至数区别脉象的,统归属在迟、数两脉之内。

【原文】 四至为缓,七至疾脉。

【提要】 阐明缓、疾脉的脉象表现。

【白话解】 脉来一息四至者为缓脉,一息七至者为疾脉。

【按语】 一息四至的,叫做缓脉;一息七至的,叫做疾脉。正常无病的脉象,是一息四至,缓脉也是一息四至,那么两者又怎样区别呢? 正常无病的脉象,有一种冲和的脉气,就是从容不迫,很是匀和。而缓脉的一息四至,其中有一种懈怠的现象,往往于脾土受湿的病人中可以见到。

疾脉是一息七至或八至,有一种急疾的现象出现。

【原文】 缓止曰结,数止曰促,凡此之诊,皆统至数。动而中止,不能自还,至数不乖[1],代则难痊。

【提要】 阐明促、结、代脉的脉象表现。

【注释】 [1]乖:guāi音,背离。此处作无定数。

【白话解】 脉来缓而有歇止者为结脉,脉数而有歇止者为促脉,都是以至数多少及应指情况而决定的。如果见到脉来歇止,良久方来,不能自还,同时止有定数者,则为代脉,一般预后较差。

【按语】 一息四至是缓脉,在一息四至的缓慢至数中时而停止一下的,叫做结脉。一息脉六至的是数脉,在一息六至的急速的至数中时而停止一下的,叫做促脉。结脉和促脉的时而停止,是没有定数的。在搏动中停止一下,随即又继续搏动。代脉与结、促两脉就不同了。代脉是脉来搏动时中止,不能继续搏动,要过较长时间才能恢复搏动。而且它的停止搏动,比较有定数,如搏动十至停止一至,或搏动二、三十至停止一至,往往不满五十动就有歇止。

简要地说,结脉是缓脉中的歇止,促脉是数脉中的歇止,两者歇止没有定数,随即能够自行恢复。而代脉是脉动中止后很久不能自行恢复,而且歇止有一定规律。根据古人的经验,见到结、促脉,一般仍是可治的病;而见到代脉,则是脏气衰微的危重病证。

缓、疾、结、促、代等五种脉,它们的脉体形状,主要是以至数来区别的,所以统属在迟、数两脉范围之内。

【原文】　形状如珠,滑溜不定。往来涩滞,涩脉可证。

【提要】　阐明滑、涩脉的脉象表现。

【白话解】　脉来如盘走珠,光滑流利,往来不定者,是滑脉的表现;如见脉来艰涩,阻滞不畅,则是涩脉的表现。

【按语】　按脉形状像按在珠子上一样,圆滑溜动不定的,叫做滑脉。滑脉是一种往来很流利,如同珠子倒在磁盘里那样滚转,接触手指有一种圆滑的感觉的脉象。古人形容滑脉是"如流珠累累然"。按脉形状艰滞阻塞,进退很不流利的,叫做涩脉。涩脉是一种与滑脉形状完全相反的脉象。古人形容涩脉是"如轻刀刮竹,参差不调",往来很是涩滞。

滑、涩两脉,都是以脉的形状而得名。因此凡是以形状区别脉象的,统属在滑、涩两脉之内。

【原文】　弦细端直,且劲自弦。紧比弦粗,劲左右弹。

【提要】　阐明弦、紧脉的脉象表现。

【白话解】　端直劲强,如按琴弦的脉象是弦脉;较弦脉绷急,并粗劲有力的是紧脉。

【按语】　弦脉是端直而细长,好像弓弦一样。手指接触时像是有一股劲如同按琴弦那样有弹击指头的感觉。

紧脉是脉来绷急,好像牵绳转索一样,比弦脉更粗一些,也是有一股劲,因为它比弦脉粗,所以左右都有弹击指头的感觉。

【原文】 来盛去衰,洪脉名显。大则宽阔,小则细减。

【提要】 阐明洪、大、小脉的脉象表现。

【白话解】 脉来洪大,来盛去衰的脉象是洪脉;脉体宽阔,但无汹涌之势的脉象是大脉;脉来如线,细小势减的脉象是小脉。

【按语】 脉来像波涛一样,汹涌而来,但退去时势较衰的叫做洪脉。这种脉是上来时接触手指势很洪盛,下去时力量减少而衰退。

脉形粗大而宽阔的,叫做大脉。大脉的脉形大于常脉,但没有洪脉那种汹涌之势。古人有主张洪脉即是大脉,但大脉不似洪脉的既大而来势盛,应有所区别。

脉形细减如线的,叫做小脉。小脉的脉形,手指接触时即很显然。古人有认为小脉即是细脉的。

【原文】 如豆乱动,不移约约[1]。长则迢迢[2],短则缩缩。

【提要】 阐明动、长、短脉的脉象表现。

【注释】 [1]约约:缠绵难平的样子

[2]迢迢:漫长的样子。

【白话解】 脉形如豆,乱动不安的脉象是动脉;首尾端长,超过本位的脉象是长脉;首尾俱短,不能满部的脉象是短脉。

【按语】 动脉的形状是脉形像豆粒一样,在关部跳动摇晃,滑数而有力。古人认为动脉只在关部跳动,没有头尾。意思是说寸、尺两部不明显。它的搏动有时静有时动,没有规则。

长脉的形状是首尾端直,长而超过本位。《医述》说:长脉类似弦脉,但比弦脉盛大些;弦脉带有急迫的感觉,长脉则带有缓慢的感觉。

短脉的形状是短而涩小,首尾都短,不能满部。《医述》说:短脉类似动脉,但比动脉衰弱些;动脉带有滑而数的感觉,短脉带有涩滞而迟慢的感觉。

弦、紧、洪、大、小、动、长、短等八种脉,它们的脉象,主要是以形状来区别的,所以统属在滑、涩两脉的范围之内。

区别各脉脉形,以浮、沉、迟、数、滑、涩六脉,分别从部位、至数、形状三方面以提挈各脉,是一种由易入难的辨别法,对初学切脉者来说,比较容易领会掌握。

【原文】 浮阳主表,风淫六气。有力表实,无力表虚。浮迟表冷,浮缓风湿。浮濡伤暑,浮散虚极。浮洪阳盛,浮大阳实。浮细气少,浮涩血虚。浮数风热,浮紧风寒。浮弦风饮,浮滑风痰。

【提要】 阐明浮脉及其相兼脉的主病。

【白话解】 浮为阳脉,主表证,主外感六淫之邪为病。浮而有力为表实,浮而无力为表虚。浮而兼迟为表寒,浮而兼缓主风湿。浮而兼濡为伤暑,浮而兼散主虚劳。浮而兼洪主阳盛,浮而兼大属阳实。浮而兼细为气虚,浮而兼涩主血虚。脉见浮数多主风热,脉见浮紧多属风寒。浮而见弦多主风饮,浮而兼滑主病风痰。

【按语】 浮脉为经络肌表的部位,属阳脉,主病在表。凡是风邪或外因六淫之邪侵及肌腠,皆从表入,所以浮脉属病在表。

当外邪侵袭肌腠,人体卫阳则起而抵御,故手指接触浮脉时感到有力,是属表实风病;若人体卫虚,不能适当抵御,虽脉象亦浮,但应指浮而无力,是属表虚风病。

迟脉本属寒脉,证主寒病,浮而兼见迟象,是表证而属寒之证,所以说"浮迟表冷"。

缓脉本属湿脉,证主湿病,浮而兼见缓象,是风邪夹湿之证,所以说"浮缓风湿"。

濡本属气虚的脉象,证主虚弱(亦主有湿),六淫暑邪侵犯,本体气虚又复伤暑,所以说"浮濡伤暑"。

散本属元气离散的脉象,元气离散是反映脏腑之气将尽的征象,所以说"浮散虚极"。

洪本属热盛的脉象,证主阴虚于内,阳盛于外,所以说"浮洪阳盛"。

大脉本属邪盛之脉,主疾病进深,实象为多,所以说"浮大阳实"。

细本属气血不足的脉象,证主气血两亏,诸虚劳损,浮而兼细是气少不足,所以说"浮细气少"。

涩本属津血滞少的脉象,证主伤精少血,浮而兼涩是血亏而枯滞之证,所以说"浮涩血虚"。

数本属阳热的脉象,证主阳病,浮而兼数是风热之证,所以说"浮数风热"。紧本属阴多阳少之脉,证主寒主病,浮而兼紧是有风夹寒,所以说"浮紧风寒"。

弦本属风木之脉象,证主痰饮及疟证,浮而兼弦是风痰夹饮,所以说"浮弦风饮"。滑本属实滞之脉,证主痰、食、实热,浮而兼滑是风痰阻滞之证,所以说"浮滑风痰"。

因为浮脉是主阳、主表、主外的,各种脉象兼见浮的,亦往往以兼阳证、表证、风证为多。但内伤久病见浮脉,则属虚阳外越之象,这种内伤久病的浮脉,就不可误作外感病诊治。

【原文】 沉阴主里,七情气食。沉大里实,沉小里虚。沉迟里冷,沉缓里湿。沉紧冷痛,沉数热极。沉涩痹气,沉滑痰食。沉伏闭郁。沉弦饮疾。

【提要】 阐明沉脉及其相兼脉的主病。

【白话解】 沉为阴脉,主里证,主七情伤食等病。沉而大属里实证,沉而小属里虚证。沉而兼迟主内有寒,沉而兼缓主病里湿。沉紧脉主冷痛,沉数脉主热极证。沉而兼涩为痹证,沉而兼滑主有痰食。沉而兼伏主闭郁证,沉而兼弦主水饮病。

【按语】 沉脉为筋骨的部位,多为邪郁气滞,属阴脉,主病在里。凡是由于气郁或饮食等原因以及由七情所致的病,都由里生,所以沉脉属病在里。

当邪郁在里,气血困滞,则脉沉而有力;当阳气虚陷,不能升举,则脉沉而无力。

大是邪盛有余的脉象,主疾病进深,沉而兼大,当属邪盛在里,所以说"沉大里实"。小是虚损不足的脉象,证主气血两虚,沉而兼小,当属里虚不足,所以说"沉小里虚"。

迟本是寒脉,证主寒病,沉而兼见迟象,是里证属寒,所以说"沉迟里冷"。缓脉本属湿脉,证主湿病,沉而兼见缓象,是里有湿邪之证,所以说"沉缓里湿"。

紧本是阴多阳少之脉,证主寒主痛,沉而兼紧,是里有寒痛,所以说"沉紧冷痛"。数是阳热的脉象,证主热病,沉而兼数,是内热极盛,所以说"沉数热极"。

涩本属津血滞少的脉象，证主伤精少血，沉而兼涩是血滞闭塞之证，所以说"沉涩痹气"。滑本属实滞的脉象，证主痰、食、实热，沉而兼滑是里有饮食痰涎阻滞，所以说"沉滑痰食"。

伏本是气机郁闭的脉象，证主四肢厥冷、剧痛，沉而兼伏是邪气闭塞，正气不宣，疼痛而又不得吐泻，是一种闭滞不通的病证，所以说"沉伏闭郁"。弦本属风木之脉象，证主痰饮或疟疾，沉而兼弦是痰饮在里，所以说"沉弦饮疾"。

因为沉脉是主阴、主里、主内的，各种脉象见沉的，亦往往以兼阴证、里证、郁闭等为多。但外感新病见沉脉的，则属风寒外束，阳气为阴所蔽，不能鼓脉气于外所致，这种现象虽不多见，但不可误作里病诊治。

【原文】 濡阳虚病，弱阴虚疾，微主诸虚，散为虚剧。

【提要】 阐明濡、弱、微、散脉的主病。

【白话解】 濡脉主阳虚证，弱脉主阴虚证，微脉主各种虚证，散脉主严重虚证。

【按语】 濡脉细软而浮，是气血不足和阳分无力的脉象，所以见濡脉主要以各种阳虚证为多。但濡脉又主湿病，凡湿气压抑脉道，脉形亦出现软而浮小的濡象，这就不可误作虚证诊治，而应当参考其他见证加以确切诊断。

弱脉细软而沉，是气血不足阴分无力的脉象，所以见弱脉主要以各种阴虚证为多。

凡是病后见到弱脉，是正气虚的顺象；而新病邪气实见到弱脉，就是不正常的现象。

微脉似有似无、极轻极软，是阳气衰、阴血虚的脉象。所以见到微脉，多属阴阳气血不足的各种虚证。凡是久病见微脉，是正气将要断绝的现象；初病见微脉，则属邪气尚不很深，病属可治。

散脉浮散无根，是元气离散的脉象。所以见到散脉是气血耗散，脏腑之气将绝，是属虚极的征象。

【原文】 革伤精血，半产带崩。牢疝[1]癥瘕，心腹寒疼。

【提要】 阐明革、牢脉的主病。

【注释】 [1]疝：即癫疝。症见阴囊肿大，小腹绞痛。

【白话解】 革脉主伤精耗血，早产带下血崩之证；牢脉主颓疝癥瘕肿块，心腹冷痛。

【按语】 革脉浮而有力，如按鼓皮，是外强中空的象。这是由于气虚不能固摄，精血不能收藏，在男子多为亡血、失精（长久患遗精、滑精），在妇女多为半产（小产或流产）、带下或崩漏等虚病。

牢脉沉按实大而弦长，多是病气牢固或阴寒积着等证。凡阴寒在里，癫疝（阴囊肿大，小腹绞痛）癥瘕（坚硬不移动的块叫癥；能推动的，时散时聚的叫瘕。癥瘕就是腹中积块的通称）等证多见牢脉。所以凡邪实在血分的积聚病（脏腑中有积滞聚结不散的病）以及邪实在气分的疝痛连腰等病多见牢脉。总的说来，见牢脉的多属实证，而其中又以心腹寒实作痛的病为主。

【原文】　虚主诸虚,实主诸实。芤主失血,随见可知。

【提要】　阐明虚、实、芤脉的主病。

【白话解】　虚脉主各种虚证,实脉主各种实证,芤脉主失血证,各随脉象所见的部位可以判断病的虚实。

【按语】　虚是三部举之无力,按之空虚不足的脉象,证属虚病。这是由于气不足不能运血,所以脉来无力;血不足不能养气,所以脉体空虚。因此虚脉是气血两者都虚。

实是三部脉举按都有力,证属实病。这是由于邪气与正气相搏,所以脉道坚满,手指触脉非常有力。因此实脉为各种实证所常见。

芤是浮大无力,按之中虚的脉象。证属营血空虚,为伤阴、失血过多的病人所常见。这是由于失血过多,或是阴血虚于内,阳气无所附而散于外,所以见此芤脉。芤脉如见一部独弦或兼涩象,往往兼有瘀血,为虚中夹实的现象。

【原文】　迟寒主脏,阴冷相干。有力寒痛,无力虚寒。

【提要】　阐明迟脉主病及其虚实辨证。

【白话解】　迟脉主寒证,主脏病,是阴冷之邪侵犯所致。如见迟而有力,证属实寒;迟而无力,证属虚寒。

【按语】　迟是寒气凝滞,阳失健运的脉象。属于阴脉,五脏亦属阴,所以迟脉属脏,证主各种阴冷病。

迟而有力是冷气积实的证象,也必然会出现疼痛。

迟而无力，多属虚寒痛证。迟脉主要是主寒证包括虚寒或积冷，但在少数的邪热聚结、阻滞血脉流行的证象中，也会见到迟脉。不过这种迟脉不但是迟而有力，而且指按上去很坚实。例如伤寒阳明病脉迟可用攻下方法的那类病，就不可误作为寒证诊治。

【原文】 数热主腑，数细阴伤。有力实热，无力虚疮。

【提要】 阐明数脉主病及其虚实辨证。

【白话解】 数脉主热证，主腑病。如脉见细数则为阴液损伤的阴虚证，如见数而有力，证属实热；数而无力，证属虚热，可见于虚性疮证。

【按语】 数是阳气盛，邪热鼓动的脉象，属于阳脉，六腑亦属阳，所以数脉属腑，证主各种阳热病。

细是气血都不足的脉象，证属各种虚病。数而兼细，是阳气盛而阴血不充的现象，所以说"数细阴伤"。

数脉按之有力，是阳气盛，邪热鼓脉，出现坚实快速，因此证主实热；数脉按之无力，往往见于阴虚久病，阳气偏胜，所以脉虽数但数而无力。

另外疮证初由热邪所起，久久不愈，阴液亏耗，虽有热邪但本阴已虚，所以虚疮也会出现数而无力的脉象。数脉主要是主热证，包括实热、虚热，但也有虚阳外浮而见数脉的，这种数脉，手按上去必然是豁然而空的。

【原文】 缓湿脾胃，坚大湿壅。促为阳郁，结则阴凝。

【提要】 阐明缓、促、结脉的主病。

【白话解】 缓脉主脾胃病，主湿证。如见缓而坚大的脉象，则表示内有湿邪壅滞。促脉主阳气抑郁，结脉主阴气凝结。

【按语】 缓是主脾胃和气机为湿所困的脉象，所以脉来懈怠而缓。脾属土，主湿病，因此见到缓脉，当属湿邪、脾胃之病。若缓而搏指坚大，则是湿邪壅阻的胀滞之证。另外，有病的人，脉气转和缓，是属正气渐趋恢复，与上面所说的湿困有所不同。

促是阳气盛而阴不和的脉象，证属阳盛热实。凡是气血、痰食、痛肿等各种实热之证，多见促脉。促脉主要是主阳郁证，但也有脉促无力而小，往往是虚脱之证，不可误作阳热郁结诊治。

结是阴盛而阳不能和的脉象，证属气机壅塞痰涎阻滞，或是癥瘕积聚。凡是由阴盛而凝所致的寒痰、瘀血、气郁不调等，多见结脉。

【原文】 代则气乏，跌打闷绝，夺气痛疮，女胎三月。

【提要】 阐明代脉的主病。

【白话解】 代脉主气虚证，跌打损伤，气闷欲绝，夺气以及疮疡疼痛等病证。此外在妇女怀孕三月时亦可见到。

【按语】 代是脏气衰微或脾气脱绝等真气衰乏而出现的脉象，主暴病夺气、痛疮伤气、风证、七情惊恐或跌仆损伤一时闷绝等证。往往是在气血突然损伤，气机不能继续的情况下而使脉气不能衔接，出现代脉。妇女怀孕也可见到代脉，古人的经验，在妊娠三月的时候为多，这与暴病、损伤等所出现代脉有所不同。

元代医生滑寿说：若是没有病而身体很疲弱的人，突然出现代脉，是一种危险的现象。

【原文】 滑司痰病，关主食风，寸候吐逆，尺便血脓。

【提要】 阐明滑脉的主病及其三部分候诊断。

【白话解】 滑脉主痰病，如关部滑脉主伤食伤风，寸部滑脉主恶心吐逆，尺部滑脉，主大便脓血。

【按语】 滑是气实血涌、阳盛的脉象，属阳脉。证主痰、食和实热病。凡是痰食内滞，邪气盛实，多见滑脉，特别是实痰证见滑脉更显。

右手关部是候脾胃的，脾主化痰化湿，胃主腐熟水谷，若是滑在右关，多是脾胃功能受阻，故多属痰、食积滞。左手关部是候肝、胆、膈的，肝主风，滑是痰，若是滑在左关，多是风痰为患。两手寸部是候心、肺、膻中、胸中等上焦部位的，若是滑在两寸，多是上焦阳盛不宁，当有吐逆等证象出现。两手尺部是候肾和大、小肠等下焦部位的，若是滑在两尺，则多是下焦阳热诸证，故多见便下脓血。

另外，正常无病的人，脉象滑而有冲和之象，是营卫充实的现象。妇人无病经停而见滑脉，亦应考虑妊娠的可能。

【原文】 涩虚湿痹，尺精血伤，寸汗津竭，关膈[1]液亡。

【提要】 阐明涩脉的主病及其三部分候诊断。

【注释】 [1]膈：噎膈。

【白话解】 涩脉主津亏血虚，主湿痹。如见尺部涩脉，证属精血耗伤；寸部脉涩，证属汗出津液亏竭；关部涩脉，主噎膈、反胃、津液耗损。

【按语】 涩是血亏津少，不能濡润经络的脉象，证主血少滞涩、经隧阻碍等病。凡是气滞、伤精、夹痰、夹食、夹瘀等，往往可见涩脉。

两手寸口六脉若都见涩象，多为营血虚又受湿邪，以致经络闭阻的湿痹证。若两手尺部见到涩象，尺部候肾及下焦各腑，故多为伤精或伤血等证。若两手寸部见到涩象，寸部候心、肺为主，心肺主血脉皮毛，故多为汗出过多所致的津液耗伤之证。若两手关部见到涩象，关部候肝、胆、脾、胃，故多为噎膈、反胃、津液耗亡或结肠（肠胃燥竭，粪如羊屎）等证。

按涩脉所主，有虚证也有实证，应该分别以涩而有力和涩而无力来辨别。

【原文】 **弦关主饮，木侮脾经。寸弦头痛，尺弦腹疼。**

【提要】 阐明弦脉的主病及其三部分候诊断。

【白话解】 弦脉主水饮病，主肝病，肝木太旺，则侮脾土。如见寸脉弦则主头痛，尺脉弦则主腹痛。

【按语】 弦是风邪之征，为疟病的主要脉象，属阴脉。证主肝病、痰饮、疟疾和各种痛证。由于弦是肝木之应，肝木旺而侮脾土，脾土虚而失去化制水湿的功能，因而形成饮病。两手寸部是候上焦的部位，两寸部见弦象,当属阴邪上乘阳位,所以多属头痛等证。两手尺部是候下焦的部位,两尺见弦象,是阴邪盛于阴位,所以见证多属腹部疼痛。

除了上述的以外,虚劳内伤,中气不足,土受木克等证候,亦常见脉弦。若弦而兼细劲,按脉好似接触刀刃一样,这是全无胃气的现象,往往是不治的重证。

【原文】 紧主寒痛,洪是火伤,动主痛热,崩汗惊狂。

【提要】 阐明紧、洪、动脉的主病。

【白话解】 紧脉主寒证痛证。洪脉主火热病证。动脉主疼痛、发热、汗出、崩漏、惊狂病证。

【按语】 紧是阴多阳少,阴邪搏结的脉象。证主表寒外束或里寒独盛,主寒痛证。寒气宿食积于中而不得通泄,阻碍阳和之气不能畅达,形成正邪相争之内痛宿食,故现紧脉。

洪是内热充斥有余的脉象,证主实热。由于火热之邪太过,阴气耗伤,所以说"洪是火伤"。另外,若是病后体虚、虚劳、失血、泄泻,脉见洪盛,均属严重疾患。

动是阴阳相搏的脉象,属阳脉,主痛主惊。凡是各项痛证,多是阴阳不和,气为血所阻滞,故脉见动。根据古人的经验,阳动主发热,主惊狂;阴动主汗出、血崩。不过阳动、阴动的解释,由于学术流派不同,历来有各种说法,如成无己认为:动脉是阴阳相搏的脉象,凡虚者见动,所以阳虚则阳动,阴虚则阴动。按照这个说法,脉动而见发热、惊狂的,多为阳虚;脉动而见汗出、血崩的多为阴虚。当然,这个说法只能作为参考。

【原文】 长则气治,短则气病,细则气衰,大则病进。

【提要】 阐明长、短、细、大脉的主病。

【白话解】 长脉为气血流畅和平的气治之象,短脉则为气不足的气病,细脉为正气衰少,大脉则主病势发展之象。

【按语】 长是中气充足,升降流行通畅的脉象;是百脉都无亏损,是健康的脉象,所以说"长则气治"。但某些有余之证,亦每兼见长脉,如肝阳有余,阳盛内热,脉多长而弦硬。

短是气虚不足以导血,以及气郁收缩的脉象。证主气郁或气损之病,所以说"短则气病"。如血滞气郁,或痰滞食积,阻碍气道能使脉气不伸,而出现短脉;气虚则脉亦短。

气郁和气虚都是脉短,区别是前者短而有力,后者短而无力。

细小是气血不足的脉象,证主各种虚损。凡是气血衰少,均见细小之脉。正常人脉来细小,多为思虑过度,内伤真元所致。

大是大于常形的脉象,证主邪盛病进。凡是病邪盛,疾病深进,均见大脉,但也有劳衰而见大脉的。一般区别邪正的盛衰,主要是从观察大脉的有力和无力来辨别。

以上十四节,主要是阐述浮、沉、濡、弱、微、散、革、牢、虚、实、芤、迟、数、缓、促、结、代、滑、涩、弦、紧、洪、动、长、短、细、大等脉的有关主病。由于脏腑之间有生克乘侮等复杂的关系,因此脉象的显现亦不可能尽是简单的,所以在实际运用上不能仅仅依靠切脉一法就能诊断疾病,必须望、闻、问、切四诊合参,才能得出较为准确的诊断结论。

【原文】 脉之主病,有宜不宜,阴阳顺逆,吉凶可推。

【提要】 阐明脉象主病的宜忌顺逆。

【白话解】 切脉诊病还要注意脉象主病的宜忌顺逆,按照具体情况进行病情推测及预后判断。

【按语】 病证与脉象之间,其中还有相宜、相忌和属顺、属逆等情况。病有阴阳之分,脉象亦有阴阳之分。脉象和疾病相应,这病就是顺的;脉象与疾病不相应,这病就是逆的。顺的病预后较良好,逆的病预后较差。举例来说,病属有余之证,脉象也应该见洪、数、实之类,这就叫做脉证相应,多为顺证;若反见沉、细、微、弱等脉象,这就叫做脉证相反,多为逆证。

明代医生张介宾说:凡是内伤虚弱,不足的病,忌见浮、洪、紧、数等类阳脉;外感邪实有余的病,忌见沉、细、微、弱等类阴脉。如果见到这种忌见的脉,多是不容易治愈的疾病。

他又说:凡是突然发生的病,见到浮、洪、数、实等脉,为顺象;凡是久病见到微、缓、软、弱等脉亦为顺象。若是新病而见沉、微、细、弱等脉,久病而见浮、洪、数、实等脉的多为逆象。凡脉与证应该两相符合,假使证是实象,脉现虚象,脉现实象,证是虚象,轻的疾病迁延不愈,重的就是危重的预兆。

此外,还需要进一步明确脉与证的从舍问题。脉与证有相应的,如虚证见虚脉、实证见实脉等。亦有不相应的,如阳证见阴脉,虚证见实脉等。遇到这种情况,就要掌握从舍了。所谓从舍,就是舍脉从证或舍证从脉。一般说来,凡脉证不相合,必有一真一假,必须细加辨别。这里从《伤寒论》中选出几个例子来说明这一问题。

比如脉浮为表,应该从表证论治,用解表发汗等方法,但是亦有不从脉而从证用下法的。如《伤寒论》上的"若脉浮大,心下硬,有热,属脏者攻之",就是一个例子。又如迟脉为寒,应该从温法考虑治疗,但亦有不从脉而从证用下法的。如《伤寒论》上的"阳明病,脉迟,虽汗出不恶寒者,其身必重,短气腹满而喘,有潮热者,此外欲解,可攻里也,手足濈然而汗出者,此大便已硬也,大承气场主之"。这两个例子都是属于舍脉从证的。见证明显,本可采用正常方法处治,但也有着重脉象,舍去证象的。如表证宜用解表发汗法,但《伤寒论》上的"病发热头痛,脉反沉,若不瘥,身体疼痛,当救其里,宜四逆场",这就是舍弃了发热、头痛、身体疼痛等表证现象,而取从于脉象沉,采用了回阳救里的方法。又如《伤寒论》上的"脉浮紧者,法当身疼痛,宜以汗解之,假令尺中迟者,不可发汗,何以知之然,以营血不足,血少故也"。这两个例子都是属于舍证从脉的。

【原文】 中风之脉,却喜浮迟,坚大急疾,其凶可知。

【提要】 阐明中风病脉证顺逆。

【白话解】 中风病人的脉象应该见到浮迟脉,这是证情顺常的表现;若见坚大急疾的脉象,就表示预后不好了。

— 129 —

【按语】 中风的起因是外受六淫风邪,里则真气虚,所以外风猝然入中。亦有由于真阴虚亏的,风从内生,虚阳上冒也会出现昏仆,不省人事。根据古人的经验,凡中风脉见浮迟的为吉,脉见坚大急疾的为凶。因为中风既是虚亏而中外风,见浮迟脉则脉证相符;若见坚大急疾,脉证不合,因而是逆象,预后不佳。

古人认为中风证又当分别偏于痰、火、气、血等几方面。从脉象来说,浮滑为痰,浮数有力为火,浮弦有力为气,沉涩而数为血凝滞,寸关部虚滑而大为真气散,尺部浮而无力为肾气不足,尺部洪弦而数为肾阴大亏等。此外,在证象方面,中风证若见口开、眼闭或两目直视、两手撒开、小便失禁、鼻有鼾声、口吐涎沫、昏迷不醒、发直头摇、面色红赤、两眉间鼻梁现青黑色等,都是不治之证。

【原文】 伤寒热病,脉喜浮洪;沉微涩小,证反必凶。汗后脉静,身凉则安;汗后脉躁,热甚必难。阳证见阴,命必危殆;阴证见阳,虽困无害。

【提要】 阐明伤寒病脉证顺逆。

【白话解】 伤寒病证见到发热证象者,脉象的表现应该以浮洪为顺。若见沉微涩小脉象,属证与脉相反表现,预后不佳。伤寒热病,若见发汗以后,脉静身凉者,是正常好的情况;若见发汗后脉象躁急,发热加剧者,多属不好的表现。如伤寒病阳证而见阴脉,属脉证相反表现,预后多不良;若伤寒病阴证而见阳脉,虽也属脉证相反表现,但预后尚可。

【按语】 伤寒是感受外邪所致的热病,初是表证,继则传里。分三阳三阴,即太阳、阳明、少阳,太阴、少阴、厥阴。伤寒热病,由表传里,属热证,所以应该见浮、洪等阳脉为顺。若见沉、微、涩、小等阴脉,则属证与脉相反,属逆证。

伤寒经过发汗以后,外邪已解,应该出现身凉脉静,这是正常现象。若是出现脉躁动,而身热的,这是所谓汗后,疾病不为汗所衰退,称为阴阳交,属难治的证候。

伤寒阳证,应见阳脉,若见沉、涩、细、微、弱、迟等阴脉,就是脉与证相反,属于很严重的证候。伤寒阴证,理应见阴脉,若见浮、大、数、动、洪、滑等阳脉,也是脉与证相反。但是伤寒阴证见阳脉,与其他病证不同,因为这是阴邪还阳的现象,反映病证将要趋于解除,所以虽然是危险的证候,也是顺象,不能与其他病证一样看待。

【原文】 劳倦伤脾,脉当虚弱,自汗脉躁,死不可却。

【提要】 阐明内伤劳倦病脉证顺逆。

【白话解】 内伤劳倦伤脾的病证,其脉象应该表现为虚弱为顺,若见自汗脉躁,则为脉证相逆,预后不佳。

【按语】 内伤劳倦,损及脾土,所以脉象应见虚弱,这是脉证相符的顺象。若见自汗出而脉象反见躁而急疾不宁静的,这是脉证不符的逆象,多属危险的证候。

【原文】 疟脉自弦,弦迟多寒,弦数多热,代散则难。

【提要】 阐明疟病脉象表现及其相兼脉主病预后。

【白话解】 疟病的正常脉象表现应该是弦脉,若见弦而兼迟多属有寒,弦而兼数多为有热,弦而代散则表示病情险恶,预后不佳。

【按语】 疟病是有寒有热的病,弦是少阳证的脉象,少阳主病是寒热往来,因此凡是寒热病多属于少阳半表半里的范围,所以疟脉自应该出现弦象。迟是寒脉,数是热脉,所以弦而兼迟多属寒证。弦而兼数多属热证。若是见代、散两脉,则说明病邪没有解除而正气已衰败,是属极其险恶的证候。

此外,古人还认为,疟病见弦而浮大的脉象,是邪在外在上,可以用涌吐法治疗。脉见弦短,是疟病夹有伤食;脉见弦滑,是夹有痰滞。若见微脉多属虚,见迟缓脉是即将向愈的现象。

【原文】 泄泻下利,沉小滑弱,实大浮数,发热则恶。

【提要】 阐明泄泻病脉证顺逆。

【白话解】 泄泻病证出现下利症状,如见沉、小、滑、弱是其正常相应脉象表现。若见下利而脉现实、大、浮、数,则属脉证相逆,可能出现发热等预后不良的变证。

【按语】 泄泻是里虚证,古人认为泄泻总在于脾胃、肾虚。所以见到沉、小、滑、弱等脉,属脉证相符,是顺象。如果反见实、大、浮、数等脉,属脉证不符,会出现发热等预后不良的变证,所以是逆脉。

泄泻虽以里虚证为多,但亦可能夹见外邪,因此脉象上亦多会兼见他脉。如泄泻兼脉见沉迟,是夹有寒邪；沉数是夹有热邪；沉而虚，是泄泻滑脱不止之象；若在夏季泄泻见到缓弱之脉，则多属暑湿夹杂所致。

【原文】 呕吐反胃，浮滑者昌。沉数细涩，结肠[1]者亡。

【提要】 阐明呕吐反胃病的脉证顺逆。

【注释】 [1]结肠：肠道结塞不通，指肠道梗阻。

【白话解】 呕吐反胃病证，正常情况下出现浮滑脉象，则昭示预后良好。若见沉数细涩脉，是脉证不符的表现，可能会出现结肠不通的危重病证。

【按语】 呕吐反胃，是脾虚有痰之证。浮反映脾虚，滑反映有痰，所以见浮滑的脉，是脉证相符，属于顺象。如果见到沉、数、细、涩等脉，是脉证不符，属气少津液枯的现象，因而还会出现结肠证，这是严重的坏病。

古人还认为呕吐脉弱，小便通利，发微热，并见厥冷的，属于难治之证。反胃见脉浮缓是正常顺象，脉沉涩的是逆象。一般说来，反胃见沉涩而小的脉，是血不足的现象；大而弱的，是气不足的现象。

【原文】 霍乱之候，脉代勿讶，舌卷囊缩，厥伏[1]可嗟。

【提要】 阐明霍乱病脉证顺逆。

【注释】 [1]厥伏：厥，指四肢厥冷；伏，指伏脉。

【白话解】 霍乱病证如见脉象结代，是正常的表现。若见舌头卷、阴囊缩、四肢厥冷、脉伏等证，则是危急变证，预后较差。

【按语】 霍乱以见阳脉为佳，如见代脉，是因为一时清浊混乱所致的脉不接续，并不是死绝之证，不必惊讶。但如脉伏而不出，又见四肢厥冷、舌头卷、阴囊缩，这是阴寒极甚，证情就十分危险了。

霍乱脉常见伏或微涩、或结促，或见代散而乱，不可就诊断为死绝证候，还必须参看证象。一般脉浮洪的较顺；脉微迟而气少言语不出的，则是难治之证。如见滑脉，是膈间有宿食。另有一种干霍乱，吐泻不出，胸腹胀硬，面唇青黑，手足冷过腕膝，六部脉均伏绝，又见气喘急、舌头卷、阴囊缩的，亦是难治的死证。

【原文】 嗽脉多浮，浮濡易治，沉伏而紧，死期将至。

【提要】 阐明咳嗽病证脉象顺逆。

【白话解】 咳嗽病证，脉象多出现浮脉。如见浮而带濡，则为容易治疗的脉象；若见沉伏而紧的脉象，则是死期将至的表现，预后多属不良。

【按语】 咳嗽是肺的疾病，脉象以浮为宜。若见浮而兼濡（软），是疾病将要减退的现象；若见沉伏而紧，则是脉证相反，多属病证转向深重的现象。

咳嗽除了以风邪所致，出现浮脉的以外，脉见迟涩的多属肺寒，见洪滑的多属痰多，见弦涩的多为血少。若咳嗽而唾血，脉浮，声音不嘶哑的，可以治愈；若脉来洪数，形瘦而面赤，声音嘶哑的，多属肾气衰，比较难治。长久咳嗽，脉象应该出现弱，才是脉证相符，如果出现实、大、数的，就是不治的重证。凡咳嗽，身体羸瘦，但脉象出现坚、大、沉、紧、伏等，都是逆证。

【原文】 喘息抬肩,浮滑是顺,沉涩肢寒,切为逆证。

【提要】 阐明哮喘病证脉象顺逆。

【白话解】 哮喘病证发作时,可出现张口抬肩的症状,正常情况下脉象表现为浮滑脉。若见脉象沉涩,四肢寒冷,则属危逆难治之证。

【按语】 喘息病证有属阴、属阳的分别。阳喘抬肩,多为实证,是由于风痰所致,所以脉象以浮、滑为顺。阴喘四肢寒冷,多为虚寒所致,所以脉见沉涩,多是难治之证。

喘证的脉象,总以浮迟为宜,忌见急疾的脉象。亦有喘息上气抬肩。虽见浮大的脉象,但是面目浮肿的,亦是危险的现象。若是喘息较低微,手足温和而脉滑的,证情较顺;四肢寒冷脉涩的,证情属逆。再有喘息而六部脉象都伏的,宜用发散的治法以定喘。

【原文】 火热之症,洪数为宜,微弱无神,根本脱离。

【提要】 阐明火热病证脉象顺逆。

【白话解】 火热病证脉象表现应是洪数脉,如见脉来微弱无神,则是精气亏损,根本已失的表现,预后较差。

【按语】 火热证的脉象,一般以洪数为相宜。这是因为火性是燔烈的,所以脉也应见盛象:浮候是洪大而数的,中候见软而阔,重按就有些空豁的感觉。通常洪盛应指而满的,多属实火证;数大无力的,多属虚火证。若见到微弱无神,则是脉证不符,为根本脱散的逆证。

【原文】 骨蒸发热,脉数而虚,热而涩小,必殒[1]其躯。

【提要】 阐明阴虚内热病证脉象顺逆。

【注释】 [1]殒:yǔn,音允。就是死亡。

【白话解】 阴虚内热,骨蒸潮热病证的脉象表现应该是虚数脉。如见潮热而脉象涩小,则为脉证相逆,病属难治,预后不好。

【按语】 骨蒸是一种午后至半夜前定时发热的病,有的还有盗汗。古人认为这种热是从骨内熏蒸出来的,和一般发热不同,所以叫骨蒸。这是虚损劳瘵病人常见的一种征象,多属于肾水不足、壮火僭越向上的病证。骨蒸见虚、数两脉是脉证相符的顺象;若见到涩、小的脉象,则与骨蒸的证象不符,成了古人所说的"发热脉静",是难治的逆象。

古人对骨蒸还区分为虚损骨蒸和劳瘵骨蒸。认为虚损骨蒸的发热,按病人皮肤之间很热,病人不想进饮食,不很消瘦,脉象大而空,重按没有力;劳瘵骨蒸的发热,按病人的皮肤不很热,按到筋骨之间才感到热,病人能进饮食,但很消瘦,脉象弦而数。这种辨别的方法,可作参考。

【原文】 劳极诸虚,浮软微弱,土败双弦,火炎细数。

【提要】 阐明虚劳病证脉象顺逆。

【白话解】 虚劳病证若见浮软微弱脉象是脉证相符的顺象,若见两手关部弦脉,属脾土衰败征象,见脉象细数,多为肺肾阴虚火旺。

【按语】 虚劳总的属虚证,因此见到浮、软、微、弱等虚脉,是脉证相符的顺象。若是见到两手关部(左关肝、膈、胆,右关脾、胃)出现弦象,叫做"双弦",弦在左关见到,是肝的脉象,在右关也见到,是肝木乘脾土,属于脾土衰败,所以说"土败双弦"。虚劳的脉象,若见到细、数,是阴虚火旺,上刑肺金所致,是逆象。

虚劳除了见上述的各种虚脉外,亦有见大脉的。也就是古人曾说的;"脉大为劳,脉极虚亦为劳"。大而无力的多属阳虚,数而无力的多属阴虚。亦有见沉迟而小的,多属脱气;大而芤的,多属脱血。至于细微而小的,多属气血俱虚的证候。

【原文】 失血诸证,脉必见芤,缓小可喜,数大堪忧。

【提要】 阐明失血证脉象顺逆。

【白话解】 失血病证须见芤脉,这是脉证相符的顺象。若见脉来缓小,则仍属易治之脉;见到脉来数大,则为脉证相反,病属难治。

【按语】 失血指的是由于各种原因使血伤耗过多的病。如吐血、衄血(鼻、口、耳、目、齿、舌及肌肤出血)、呕血、咯血、咳血等阳络伤的血外溢证,以及崩中、漏下、尿血、便血、肠风血痢等阴络伤的血内溢证,都属血证范围。各种血证,凡大出血或经久不断的出血,脉象往往出现中空的芤象,这是临床上通常见到的。若是出现缓小的脉象,这种虚脉与失血证亦是相符的,所以是较易治疗的顺象。若是出现数大的脉象,这是阳盛邪盛,在失血的本虚中见到阳盛邪盛,自属难治的证候。

另外,吐血证脉象见细弱的,是顺象;见实大的,是逆象。衄血证见身热,脉搏甚的,呕血胸满牵引到背部,脉小而疾的,咳嗽失血,气逆不得卧有热,而脉见弦、紧、细、数的,都属于难治的逆证。

【原文】 蓄血在中,牢大却宜,沉涩而微,速愈者稀。

【提要】 阐明蓄血病证脉象顺逆。

【白话解】 蓄血病证的正常脉象表现应该是牢脉或大脉,这是脉证相符的表现。若见沉涩微脉,即是脉证相反的表现,治疗就比较困难。

【按语】 蓄血的成因有多种,凡是跌仆损伤、努力负重、忿怒气逆等都可能使血瘀停蓄。一般见证是寒热,发黄,胸胁和小腹满而痛,手不可触近等。应该分上、中、下来区别:由于吐血、衄血所致的停瘀蓄血,属上部,其见证特出的是想漱水而不想咽水。血结于胸膈的,属中部,其见证是燥渴而说昏话。若是小腹硬满,大便颜色发黑,属下部,其见证是发狂,善忘。若是三焦都有蓄血,也见狂躁和大便闭实等证。

由于蓄血是有形的实证,所以脉象见到牢、大的,则属脉证相符,是为顺象。倘若脉象见沉、涩而微的,是本元虚弱之象,瘀实而正又虚,若用峻猛之药攻瘀血,就会更伤正气;若不用攻瘀之剂,蓄血又不能自行消失,要想很快治好是很少见的,所以是难治的逆证。

【原文】 三消[1]之脉,数大者生,细微短涩,应手堪惊。

【提要】　阐明消渴病的脉象顺逆。

【注释】　[1]三消:指消渴病的上消、中消与下消。

【白话解】　消渴病证的脉象表现应该以数大为顺,若见脉象细微短涩,则为脉证相反的表现,往往治疗困难。

【按语】　消分为上、中、下三证,总的都是由于水火不交,燥热伤阴所致。上消主证在肺,肺热化燥,症见口渴,欲饮水无度,又叫做消渴证。中消主证在胃,胃热善饥,症见能进饮食但极消瘦,又叫做消谷证。下消主证在肾,虚阳烁伤阴分,溺浊如膏,精髓枯竭,又叫做肾消证。

由于三消都是属于燥热太过的病,因此见到数大的脉为顺象;若是见到细、微、短、涩一类脉象,就是脉证不符的逆象了。

【原文】　**小便淋闭,鼻色必黄,实大可疗,涩小知亡。**

【提要】　阐明淋证癃闭病证脉象顺逆。

【白话解】　小便淋证与癃闭病证的正常脉证表现应是鼻头色黄,脉象实大。如见脉象涩小,则属脉证相反,预后不良。

【按语】　根据古人的经验,凡是见到某些病人有鼻头色黄的(实际上整个面部也黄),一般有患小便淋闭证的可能。这是因为黄为脾色,由于脾病不能散布水液,因而水邪停于胸间,小便淋闭。若见到六部脉都是实大的,说明正气没有衰,那么可以采用攻病的方法加以治疗。如果见到涩小的脉象,说明水邪没有化而正气已衰,这就使治疗发生困难,预后不良,可有死亡的危险。

【原文】 癫乃重阴,狂乃重阳,浮洪吉象,沉急凶殃。

【提要】 阐明癫狂病证脉象顺逆。

【白话解】 癫为阴气盛,狂为阳气盛,正常的脉象表现应该是浮而洪大,这是吉象。若见脉象沉而急躁,则是脉证相反,证情为逆,预后不好。

【按语】 癫与狂都是属于神志失常的疾病。《难经》有"重阴者癫"、"重阳者狂"的说法。癫病主要证象是沉默痴呆、语无伦次,静而多喜;狂病主要证象是喧扰不安,躁妄打骂,动而多怒。所以一属于阴,一属于阳。

癫狂虽是二证,但二者都是以见到浮、洪的脉象为顺,这是因为浮、洪等脉是反映疾病尚属浅在。若是出现沉而急的脉象,这是疾病已经深入,就比较凶险了。

除此以外,古人对癫狂证的辨脉,还认为:癫证脉虚的较易治,脉实的难治;狂证脉实大的较易治,脉沉小的难治。

【原文】 痫宜浮缓,沉小急实,但弦无胃,必死不失。

【提要】 阐明痫证脉象顺逆。

【白话解】 痫病脉象应该表现为浮缓,这是证情相符的吉象。若见沉小急实之脉,则为脉证相反,证情为逆;如更见但弦无胃之脉,则为失神凶险之证,预后极差。

【按语】 痫证是一种发作没有定时的病。发作时突然昏倒，四肢抽搐，面色苍白，牙关紧闭，口流涎沫，甚至大小便自遗，并且发出好像猪羊鸣叫的异常声音。发作不久，就能苏醒，醒后除了有短时间的头晕头痛，精神疲倦外，饮食起居都很正常。但是时发时止，有几日、几月或几年一发的，也就是俗称的羊痫疯，多由风痰所致。

痫证由于是风痰疾患，所以脉象以见浮缓为宜。若见沉、小急实的脉象，便是疾病转深的表现。若是见到弦而没有胃气的真脏脉（是一种没有胃、神、根的败脉，又称死脉、怪脉。五脏都有它的真脏脉，也就是没有冲和之气，没有根脚的脉象），预后是极坏的。

【原文】 心腹之痛，其类有九，细迟速愈，浮大延久。

【提要】 阐明心腹痛分类及脉象顺逆预后。

【白话解】 如见心腹疼痛之证，区分之有九大类。按脉象表现来看，如见细而迟则脉证相符，证情为顺，治疗容易见效；如见浮大脉象，则属证脉相反表现，证情为逆，病程缠绵难愈。

【按语】 古人将心（腹）痛归纳为九种，即：虫痛、注痛、悸痛、食痛、饮痛、冷痛、热痛、风痛、去来痛（一说无风痛、去来痛，有气痛、血痛）。这些痛证，可以出现于外感、内伤等各种疾病中，也可以单独发生。不但心腹部到处可以发生疼痛，而疼痛的原因也很复杂，所以九种心痛是既广泛又复杂的病证。疼痛的机理，总的是由于气血失调、脉络阻痹，因而细迟是正当脉象，只要适当治理,痊愈较快。若是见到浮大的脉象,这是说明中虚而邪盛。要解决邪盛,势必攻邪,但中虚不能忍受攻伐;要解决中虚,"势必要补益,但补益又必恋邪,往往由于治疗上的牵制而迁延疾病,所以见浮大脉是难望迅速治愈的。

【原文】 疝属肝病,脉必弦急,牢急者生,弱急者死。

【提要】 阐明疝病脉象顺逆预后。

【白话解】 疝病属肝筋拘急所致,相应地脉象的表现应该是弦而急。如见牢而急者,亦属顺证;如见弱而急,则为逆证,预后较差。

【按语】 疝病主证是阴囊、睾丸偏坠胀痛,或肿大疼痛,筋脉牵控。《素问·阴阳应象大论》说:"肝生筋"。筋是肝所主的,疝病有筋牵疼痛等证,与肝的关系极为密切,所以说"疝属肝病"。由于肝脉是弦急的,因此疝证一般以见弦急的脉象为多。疝证有很多种,如寒疝等阴囊坚硬,是由于阴寒凝滞,所以脉象多见牢急,这是脉证相符的顺象;若见既弱且急的脉象,那就是脉证不符了,是逆象。

【原文】 黄疸湿热,洪数便宜,不妨浮大,微涩难医。

【提要】 阐明黄疸病证脉象顺逆。

【白话解】 黄疸病证多因湿热引起,如见洪数之脉,是其正常的脉象表现。如见浮大,仍属顺证;如见微涩,则为逆证,预后不佳。

【按语】 黄疸是以全身发黄、眼目黄、小便黄为主证,主要是湿郁热蒸所致,实证为多,所以黄疸宜出现洪数的脉象。若是见到浮大的脉象,亦没有什么妨害。正因为黄疸多属实热证,如果出现微涩的脉象,则是实热未去而本身已经虚衰,必然会出现饮食少进而泄泻增多,这都是难以治愈的逆证。

【原文】 肿胀之脉,浮大洪实,细而沉微,岐黄无术。

【提要】 阐明肿胀病脉证顺逆预后。

【白话解】 水肿胀满病证的脉象,应是浮大洪实,这是脉证相符的证象;若见到细而沉微之脉,则是脉证相逆之象,病属危急。

【按语】 水肿胀满,是属于有余的病,所以应该见浮、大、洪、实等一类有余的脉,这样才脉证相符。如果出现沉细而微的不足的脉,这是证象实(有余)而脉象虚(不足),脉证相反,属难治的逆证。

肿胀见浮、大、洪、实等有余的脉是正常顺象,但是古人认为,如见到腹胀、身热而脉大的,或是腹中鸣响而满、四肢冷、腹泻而脉大的,都是逆象。由此可见,单凭脉象来辨顺逆是不够的,还必须参合见证,才能全面认识。不仅肿胀病如此,其他病证也是这样的。

【原文】 五脏为积,六腑为聚,实强可生,沉细难愈。

【提要】 阐明积聚病脉证顺逆预后。

【白话解】 坚着不移的积病多见于五脏,而游移不定的聚证多见于六腑。积聚病证如见到实而强的脉象是脉证相符之象,若见到沉细脉,则预后多属难愈。

【按语】 积聚是两种病证的总称。它的证象是腹中积块,或胀或痛。细分之,凡是有形之邪,坚着不移的,叫做积,属脏,主阴,病多在血分。凡是无形之邪,移止不定的,叫做聚,属腑,主阳,病多在气分。

积聚虽有血分、气分的分别,但总属实证,只是病有轻、重、新、久之分。一般说来,聚病较轻,新病为多;积病较重,久病为多。所以积聚实证,以见到实脉为脉证相符,属顺象。若是见到沉、细等脉,是证实脉虚,多属真气败绝的逆象,一般是难以救治的重证。

【原文】 中恶腹胀,紧细乃生,浮大为何?邪气已深。

【提要】 阐明中恶病证脉证顺逆预后。

【白话解】 中恶病证出现腹胀等症状,若见到紧细之脉,为脉证相符之象,病有生机。若见到浮大之脉,则表示邪气已深,预后欠佳。

【按语】 中恶的见症,轻的腹痛、腹胀或呕逆;重的则突然昏仆,牙关紧闭,两手握紧,气闷欲绝。中恶的原因很多,总是以外来之邪侵及正虚之体为主。譬如寒邪突犯,腹痛作胀,所以脉见紧细,虽然证情比较严重,但仍属脉证相符的顺象,用针灸或汤药可以急治;如果反见浮大脉象的,这是邪入甚深,而正气将亡,虽采取各种急治,一般多难挽救,所以中恶见浮大脉是逆象。

【原文】 鬼祟之脉，左右不齐，乍大乍小，乍数乍迟。

【提要】 阐明时疫病证脉象表现。

【白话解】 感受四时不正之气所致病证时，脉象会表现为左右两手不匀整不一致，且忽大忽小、忽快忽慢的脉象表现，即鬼祟脉。

【按语】 所谓鬼祟脉，指的是由于感受四时不正之气或是人体本身脏腑一时突发疾病，或是患有情志不安等所反映出来的一种不正常的脉象。这种脉象，或是左右两手不匀整、不一致；或是一会儿大、一会儿小，一会儿快数、一会儿慢迟；甚至有歇止的现象。当见到这种脉象时，应该通过四诊，详细查明原因，再根据出现的症象，按照阴、阳、寒、热、虚、实、表、里来分析，明确其属于何种性质的病证。

【原文】 痈疽未溃，洪大脉宜，及其已溃，洪大最忌。

【提要】 阐明痈疽病证脉证顺逆预后。

【白话解】 痈疽病证在其尚未溃烂之时，应该出现洪大的脉象，这是脉证相符的表现；若其溃烂以后仍见到洪大脉象，则是脉证相逆的忌象，预后多属不佳。

【按语】 痈、疽俗名统叫做疮，实际上痈与疽是有分别的。凡是红肿、高起、焮热的称痈，属腑，为阳；色泽较淡、硬痛、不热的称疽，属脏，为阴。痈的发生和发展较为快速，疽的起病和发展比较缓慢。痈疽都是由于气血凝结、经络阻滞形成的，都有已溃和未溃的阶段。在没有溃破的阶段，大体上都属实证为多（特别是痈更是这样），所以未溃时见到洪大脉象，是正常的。若是已溃,大体上都属虚证为多(特别是疽更是这样),所以已溃而仍出现洪大脉象,是异常的现象,是逆证。

【原文】 肺痈已成,寸数而实。肺痿之证,数而无力。痈痿色白,脉宜短涩;数大相逢,气损血失。肠痈实热,滑数相宜;沉细无根,其死可期。

【提要】 阐明肺痈、肺痿、肠痈脉证顺逆预后。

【白话解】 肺痈病证,一般可见两寸脉数而实;肺痿病证,一般可见数而无力的脉象。肺痈与肺痿都可在见到面色白的同时有短涩脉,这是脉证相符的表现;如见到数大之脉,表明肺脏气血损伤。肠痈多属实热,脉象应该以滑数脉为宜,如见其沉细无根,则为正气受损的表现,预后多属不良。

【按语】 肺痈是由于风热之邪犯肺,蕴毒而成。它的症状是初起恶寒,有燥咳,胸部隐痛,咯痰吐脓血而腥臭。未成脓的时候,主要是风邪痰热的证象,所以脉象多见浮滑而数。当已成脓时,证象加深,脓痰夹血,时时振寒,烦躁胸闷,寸口脉象出现滑数或数实,这是肺中实热过甚的现象。

肺痿是由于肺有燥热,津液伤,故属虚热为多(但也有少数属虚寒的)。它的症状是咳吐涎沫,咳声不扬,气急喘促,口咽燥渴,消瘦,脉象数而无力(虚数)这是肺津伤,肺叶受损的现象。

肺痈、肺痿虽是两种病证,但都属肺的疾患。肺金色白,所以肺痈、肺痿病人见到面色带白,是本脏的色泽;肺的本脉,是浮涩而短的,因此肺痈、肺痿见面带白色,脉见短涩,都属肺本脏的色脉,是正常的现象。若是见到数脉、大脉,那是心火的脉象,肺的病患见到心的脉象,反映了火克金的病变,表明气血损失,属异常的现象。

肠痈的见症是少腹部偏右疼痛,拒按,腹皮绷急,转侧不便,绻足难伸,牵引右足疼痛加剧,发热恶寒,大便或秘或夹脓血,以实热所致为多,所以在正常情况下应见滑数的脉象。若是出现沉细虚的脉象,则是证象实而脉象虚,邪实没有解而正气已虚,治疗比较困难,所以是逆证。

以上自中风证到肠痈证,都是说明各证脉象的顺和逆,宜和忌。总的精神是教人在学习切脉时注意脉证必须相符,而具体所举的某症见某脉为顺,见某脉为逆,这只是一般的规律,在临床实践中,必须根据具体见证和兼证加以分析辨别。至于原歌中所说的"必死"、"凶殃"等,只是说明脉证不符是疾病异常的严重情况。只要治理得当,并非都是死证。

【原文】 妇人有子,阴搏阳别,少阴动甚,其胎已结。滑疾而散,胎必三月,按之不散,五月可别。左男右女,孕乳是主。女腹如箕,男腹如釜。

【提要】 阐明妊娠脉象的表现及性别推测。

【白话解】 妇人怀孕的情况从脉象上观察可从尺脉与寸脉搏动的差异上来推断。当出现尺部脉滑动异于寸部脉时,说明腹内已有胚胎形成。如见滑疾而散的脉象,则是妊娠三月的表现,如按之滑而不散,则是妊娠五月的迹象。如见左手脉动滑数是男胎,右手脉滑数则多是女胎。同时还可见到乳房膨大,乳晕增深的表现。

另外腹圆如簸箕,多是女胎;腹形如锅,上小下大者,多是男胎。

【按语】 妇女有月经、怀孕和生产等特有的生理变化及其疾病,在这些方面都有一定的脉象反映。《素问·阴阳别论》说:"阴搏阳别,谓之有子。"就是指的怀孕脉象。阳指的是寸部,阴指的是尺部,"阴搏阳别"就是说尺脉搏动应指,异于寸部阳脉的,便是有孕的脉象。因为尺脉为肾所主,而女子胞是系于肾的,由于胎气鼓动,所以出现尺部脉滑动异于寸部脉,就是孕象。《素问·平人气象论》说:"手少阴脉动甚者,妊子也。"手少阴是指的心脉,月经初停时,诊左寸脉动,这是血聚以养胎的反映,因为心主血而通百脉,而血又主胎,所以脉动也见显于左寸部。《素问》这两节文字所讲的脉动,是指的脉形往来流利搏动而滑,也就是说滑脉,与"动脉"有所区别。

根据古人的经验,怀孕三个月的时候,脉象往往多见滑、数而散。怀孕五个月的时候,只见滑数而没有散象。当然,这种经验,并不是完全可作依凭的。应该观察其他体征和感觉,才能确诊。另外,古人还认为凡是怀孕时左手脉动快数是男胎,右手脉动快数是女胎,理由是左为阳、右为阴,而在临床实际中,并非完全如此。

当怀孕到五六个月后,孕妇的乳房相对地膨大些,似有硬结核状物一样,如加以吮吸或挤压,可有少量类似乳汁的液体排出。乳晕也逐渐转大变黑。古人还认为,妇女如怀女胎,腹部外形多像簸箕一样成圆形;如怀男胎,腹部外形多像覆转的锅子一样上面小下面大。这种说法,没有多大参考价值。因为怀孕是男是女,不可能影响母体腹部外形的。

【原文】 欲产离经,新产小缓,实弦牢大,其凶不免。

【提要】 阐明妇人临产及产后的脉象及预后。

【白话解】 妇人临产之时会出现脉象暂时与平日不同的表现,失去平日的平和之象。及至产后,气血亏损,则可能出现小缓之脉。如在产后见到脉象实弦牢大,则为脉证不符之象,其预后多属不良。

【按语】 妇女临产时见到离经的脉,是指脉象出现了与平常不一样的现象。因为临产时胎在腹中作动,孕妇自己也感到腹部阵缩,脉象急切乱动,是势所必然的。

诊断孕妇是否要临产,除了脉象变乱以外,一定要有腹部疼痛、阵缩、腹坠等一系列明显的感觉,这是很容易觉察出来的。

既产之后,气血都虚亏了,所以见到小缓等虚脉为顺。若是见实大弦牢等实脉,与产后情况不符,当有邪实等因素存在,自是逆象。

【原文】 经脉病脉,业已昭详,将绝之形,更当度量。

【提要】 阐明死绝脉(真脏脉)提纲。

【白话解】 对正常人的平人脉象与生病时的病脉,都已经作了阐述。明白了以上平脉病脉以后,还需要了解死绝脉的表现。

【按语】 死绝之脉,也就是前面提到过的真脏脉。凡脉没有胃、神、根的,就是败脉(又叫死脉、绝脉、怪脉、真脏脉等)。见到死绝脉的,多为不治之证。

【原文】　心绝之脉,如操带钩。转豆躁疾,一日可忧。

【提要】　阐明心绝脉的脉象表现。

【白话解】　心绝脉的表现如同触摸铁钩一样,毫无冲和之气。若见到像触摸豆子一样短实坚硬的颗粒感的转豆脉,则更是病情危急的表现。

【按语】　当心绝的脉出现时,以手轻按,是坚硬的、不柔和的;以手重按,是牢实不动的。正像用手摸触皮带的钩子一样,毫无冲和之气,所以说是死绝的脉。

古人又认为,如果出现像“转豆”一样的脉象,也是心的死脉,可能在一日之内就要死的。所谓“转豆”,就是脉来好像按在一连串的薏苡子上,颗颗累累,有一种短实坚强的感觉。

总之,心的真脏脉是坚实累累的,不柔和的。

【原文】　肝绝之脉,循刃责责,新张弓弦,死在八日。

【提要】　阐明肝绝脉的脉象表现。

【白话解】　肝绝脉的表现如同触摸刀刃一样,坚硬急迫,毫无冲和之气。若见到像触摸新拉开的弓弦一样,搏动紧急,就是短期之内病情恶化的征象。

【按语】　当肝绝的脉出现时,用手按脉,觉得脉来很急,搏动得很有劲,好像触在新张开的弓弦上那样,只觉得弦劲而没有一点冲和之气,所以说是死绝的脉象。见到这种肝绝的脉象,古代医生认为可能不出八天就要死亡。

古人又认为,肝脉如果出现像按在刀刃上一样,轻按小而急迫,略重按坚硬大而急迫,这就是肝的死脉。

总之,肝的真脏脉是坚急像弓弦而不柔和的。

【原文】 脾绝雀啄[1],又同屋漏,复杯水流,四日无救。

【提要】 阐明脾绝脉的脉象表现。

【注释】 [1]啄:zhuó,音镯。鸟吃东西叫啄。

【白话解】 脾绝脉的表现就如同鸟雀啄米一样,又如同房屋漏水,脉来坚硬,断断续续,毫无冲和生气。若见到搏动很急,明显带有阵发性质,如同覆杯之水忽然散去,则是4天内就有危险的表现。

【按语】 当脾绝的脉出现时,用手按脉,感到脉来很坚硬,而且又有像鸟雀啄食一样的连续三五下,或则像房屋漏水一样,停一会儿滴一点等感觉;有时又搏动很显,像是将杯子里的水一下子都倒出来似的,但一会儿就没有了。见到这种脾绝的脉象,古代医生认为可能短期内(不出4天)就要死亡。

总之,脾的真脏脉是坚硬的,它的至数是三五不调,止而复作的,是失去冲和之气的。

【原文】 肺绝维何?如风吹毛,毛羽中肤,三日而号。

【提要】 阐明肺绝脉的脉象表现。

【白话解】 肺绝脉的表现如风吹羽毛一样,飘渺无根。若见到像羽毛触肤一样飘浮,则3天之内便有危险。

【按语】 当肺绝的脉出现时,用手按脉,感觉到脉来像浮荡在那里的一样;又像风吹羽毛那样,很是轻飘,下面没有根脚,也没有一点冲和之气,这就是肺的死绝脉。

古人又认为,肺绝脉的形状好像羽毛碰到人的皮肤上那样,轻浮无根。见到这种脉象,古代医生认为可能短期内(不出 3 天)就要死亡。

总之,肺的真脏脉是既轻浮无根,又没有冲和之气的。

【原文】 肾绝伊何?发如夺索,辟辟弹石,四日而作。

【提要】 阐明肾绝脉的脉象表现。

【白话解】 肾绝脉的表现如同触摸散乱无序的绳索一样,脉来坚劲而长,毫无冲和之气。若见到乍疏乍密,如弹叩岩石般坚硬沉重,则 4 天之内将出现危急现象。

【按语】 当肾绝的脉出现时,用手按脉,感觉脉来坚劲而长,好像摸在长而散乱无序的绳索上那样,乍疏乍密;又好像摸在弹石上很硬很沉,没有冲和之气,见到这种脉象,就是肾的死绝脉,古代医生认为可能短期内(不出四日)就死亡。

总之,肾的真脏脉是坚劲而长硬,又是散乱无序,忽疏忽密,没有一点冲和之气的。

【原文】 命脉将绝,鱼翔虾游。至如涌泉,莫可挽留。

【提要】　阐明鱼翔脉、虾游脉的主证及预后。

【白话解】　五脏衰竭，性命危急的脉象会出现鱼翔脉与虾游脉。如果这二种脉象连绵不绝地出现，就预示着病情非常严重，预后大为不佳。

【按语】　鱼翔脉是怪脉的一种。它的脉形是动在皮脉之间，好像鱼一样，鱼头部固定，鱼尾部摇晃，浮浮泛泛，好似有，好似无，如同鱼在水中游翔的状态。见到这种脉，是三阴经寒极，是亡阳的证候。

虾游脉也是怪脉的一种。它的脉形是动在皮肤之间，脉来隐隐约约，好像虾游一样，冉冉而来，静而不动，忽而一跃即去。见到这种脉的，实际上已是垂死的征象。

除了鱼翔、虾游脉外，古人还认为，若见到脉来浑浑沌沌，好像泉水冲激的来势，但是下面无根脚；或是在脉动中一下就软绵绵的好像绷断的琴弦似的等等，都是死绝的败脉。

上面讲的五脏真脏脉和其他败脉，不论各脉的形状如何不同，但是都有一个共同点，就是脉无胃气。因为人是靠饮食水谷以养五脏百骸的，如果断绝了水谷之气就失养而死。胃气化生于水谷，灌溉全身，是人体各部的资源，如果脉失掉了冲和之气，就是不得胃气的征象；不得胃气，就是死证。那么为什么病人在危重欲绝的时候，脉象就失去了冲和的胃气呢？这是由于五脏之脉必须借胃气始能达到气口，若是胃气已失，脏气将绝，那么气口的脉象也就异常了。

五脏的真脏脉和其他败脉，在实际临床诊断上是不难见到的。但是辨别这种脉仅仅是整个诊断工作中的一个方面,还必须结合望、闻、问诊才能得出全面的结论。古人所说的见到什么脉几日死,也只是说明出现败脉是十分严重的意思,并非一定是几日就死。特别是当前医疗技术不断发展,对某些危重的疾病已有较多的抢救办法,所以更不可认为出现上述各种败脉已是死证而放弃了积极的救治。

【原文】 脉有反关,动在臂后,别由列缺,不干证候。

【提要】 阐明反关脉的脉象表现。

【白话解】 反关脉是出现在前臂背部的脉,由列缺穴分别出来的脉象。它与病证的表现无关,是一种部位特殊的脉象。

【按语】 反关脉是由于个别人解剖结构上的异常,高骨凹陷处的动脉并不是像正常人那样行在寸口,而是出列缺穴进入手阳明大肠经的臂后部位。由于它不顺着正常的脉道走在关上,所以称之为反关。反关脉有见于一手的,也有见于双手的。这种脉是人体生理上的异常,不是病态。一般遇到反关脉的病人,可使病人侧转手就诊,即将小指侧向桌,大指侧向上竖着,就可诊脉。

除了反关脉外,还有一种叫侧关脉,又称斜飞脉,和反关脉相仿。寸口尺部仍然可以按得出,但寸关两部向上斜出。

反关脉和斜飞脉是很少见的。

[附]:订正《素问·脉要精微论》一则备考:

尺内[1]两傍,则季胁也,尺外[2]以候肾,尺里[3]以候腹中。中附上[4],左外以候肝,内以候膈;右外以候胃,内以候脾。上附上[4]，右外以候肺，内以候胸中；左外以候心，内以候膻中。前以候前，后以候后。上竟上[5]者，胸喉中事也；下竟下[6]者，少腹腰股膝胫足中事也。

【提要】　阐明尺肤按诊方法及脏腑分部与辨证。

【注释】　[1]尺内：指尺泽部的内侧。

[2]尺外：指尺泽部外侧。

[3]尺里：指尺泽部的中间处。

[4]中附上、上附上：指尺肤中段与尺肤上段。

[5]上竟上：指尺肤部上段直达鱼际处。

[6]下竟下：指尺肤部下段直达肘横纹处。

【白话解】　尺肤部的下段，两手相同，内侧候季胁部，外侧候肾脏，中间部位候腹部。尺肤部的中段，左臂的外侧候肝脏，内侧候膈部；右臂的外侧候胃腑，内侧候脾脏。尺肤部的上段，右臂外侧候肺脏，内侧候胸中；左臂外侧候心脏，内侧候膻中。尺肤部的前面，候身前即胸腹部；后面，候身后即背部。从尺肤上段直达鱼际处，主胸部与喉中的疾病；从尺肤部的下段直达肘横纹处，主少腹、腰、股、膝、胫、足等处的疾病。

【按语】　这节是《素问·脉要精微论》讲到脉的部位配候脏腑和人体部位的原文。由于《素问》这部书年代很久，后世传抄亦有错讹，因而原文也有几种不同的版本，而且标点也不相同。比如《医宗金鉴》是这样圈句加点的，而另外如顾从德本的《黄帝内经素问》（1956年人民卫生出版社出版）就不同了。它的第三句是："……尺里以候腹中。附上左外以候肝，内以候膈。……"当然解释也不尽相同了。

兹根据《医宗金鉴》原文解释如下：

尺内、尺外的内、外两字，有人解释为尺的前半部和尺的后半部(如明代李念莪《内经知要》以外为前半部,里为后半部),也有的解释为尺脉的内侧和外侧。这类解释都是不妥当的。因为脉管只是一条也不是两截,照上面的说法,就是在分、寸、关、尺以外,又将脉管看成是二条和两截了。仔细地研习一下通节经文,可以知道这多半是当时传抄时的错误。根据全部《内经》谈脉的精神来看,内、外两字是讲候脏与候腑,如内以候脾,外以候胃,而不是指脉的部位中有内外、前后。当然,原文里也有抄写错误的地方,如尺外的外字,应当是里字;尺里的里字,应当是外字。同样,中附上(指关部)左右之内外字,上附上(指寸部)左右之内外字,都应该按照上面的说法加以更正,才能合于实际。另外,前以候前是指的关前,即寸部;后以候后是指的关后,即尺部。上竟上、下竟下是指的脉来上尽于鱼际、下尽于尺泽的意思。

按照这样的解释,原文中所说的以寸、关、尺三部来表示配候脏腑部位是:左寸,候心与膻中;右寸,候肺与胸中;左关,候肝与膈;右关,候脾与胃;左尺,候肾与腹中;右尺,候肾与腹中。除了寸、关、尺三部分候脏腑外,整个寸口脉是分别以上、中、下的部位分别配候上、中、下三焦,即上直到包括胸、喉,下到包括腰、股、膝、胫、足为止。

为了便于了解文意,附图如下(见图2)。

《四诊心法要诀》从下卷开始,基本上都是讲切诊方法。不仅说明了平脉、病脉,也讲了死绝脉以及《素问·脉要精微论》的论脉配候脏腑。这些都是古代医生在临床实践中积累的经验。很多脉形的细微差异和异常现象,都是临床上的事实。我们对脉诊的学习,应有正确的认识,就是既不单纯依靠切脉,也不轻率地否定切脉

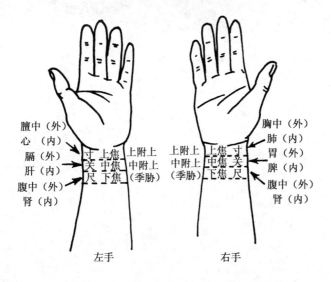

左手　　　　　　　　　右手

图2　《素问·脉要精微论》左右手脉配候脏腑示意图

的重要性,应该认识到它是四诊的主要组成部分之一,
在与望问、闻诊、问诊互相参照,相互配合的情况下,才
能得出正确的诊断。